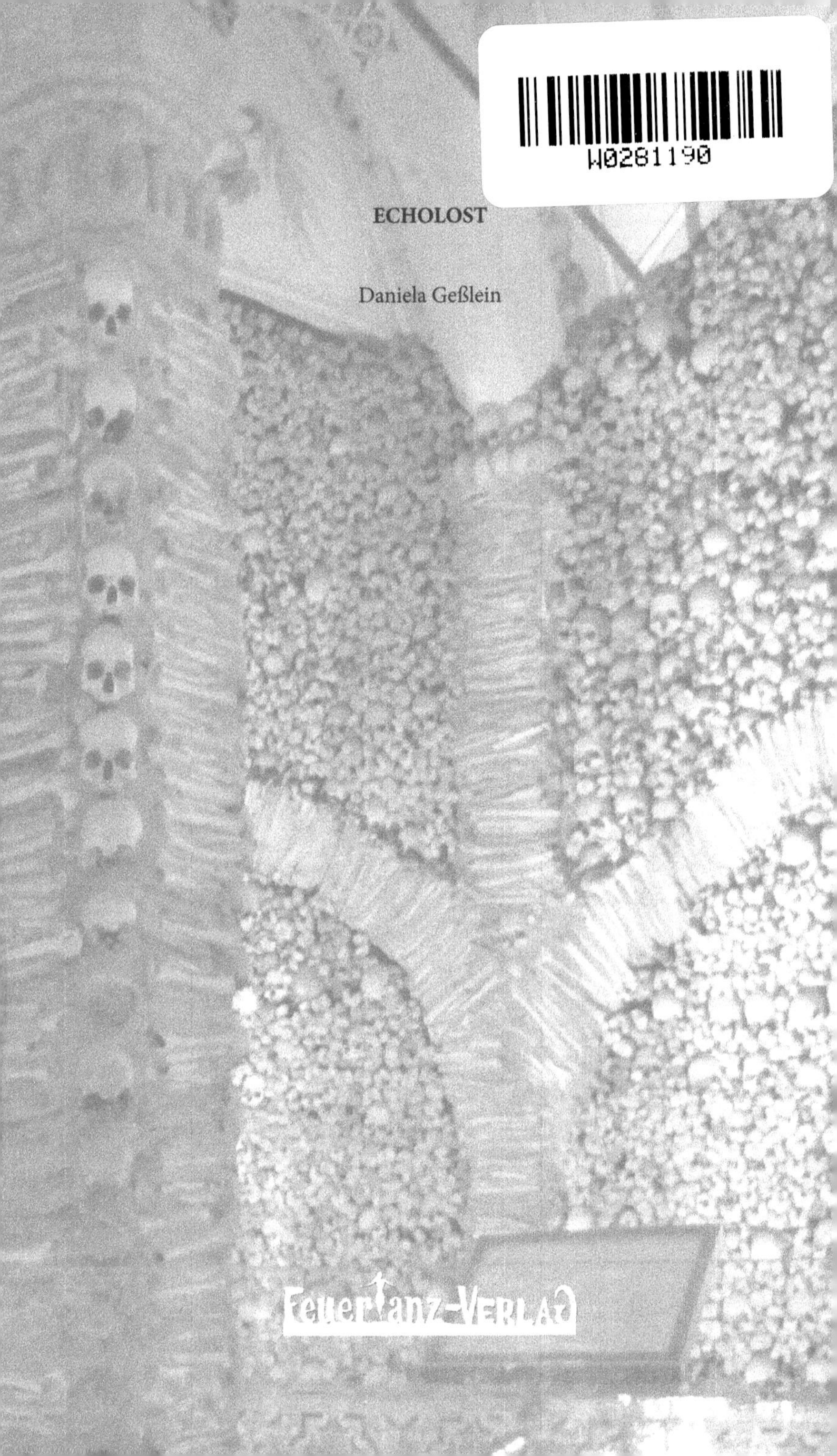

ECHOLOST

Daniela Geßlein

Feuertanz-Verlag

IMPRESSUM

ECHOLOST: Für immer eins
DANIELA GESSLEIN
2023

Herausgeber:

www.feuertanz-verlag.de • kontakt@feuertanz-verlag.de
www.va-verlag.de • info@va-verlag.de
Veronika Aretz, Vennstraße 30, 52134 Herzogenrath

Website: https://daniela-gesslein.jimdosite.com
Lektorat: Rich Schwab, https://www.lektorat-und-tat.de
Korrektorat: Brigitte Schwab
Coverbild: Shutterstock.com, Urheber © CrisZDe
Weitere Fotos: Daniela Geßlein,
Shutterstock.com, Urheber © LUMEZIA.com & © Yuganov Konstantin
Druck: Eisermann Buchdruck, Bremen

ISBN: 978-3-944824-98-7

ECHO LOST

FÜR IMMER EINS

Ein RomantiKrimi

DANIELA GESSLEIN

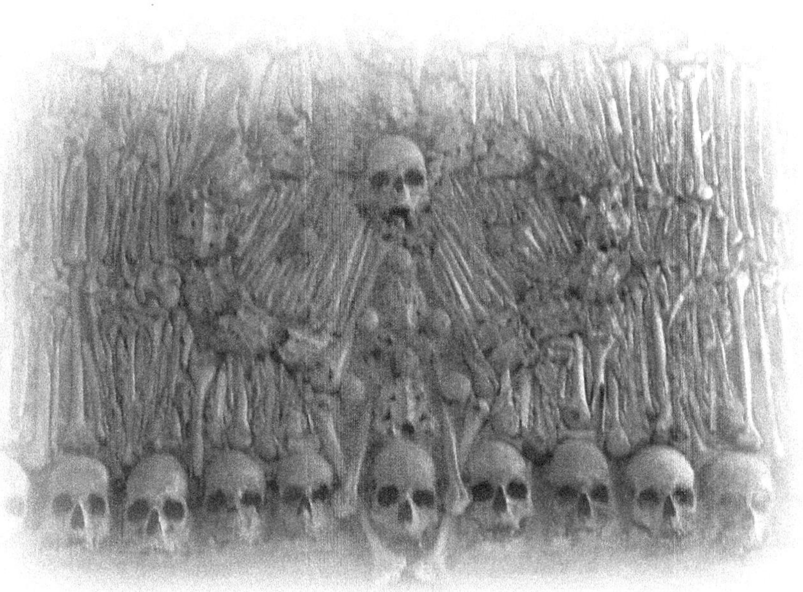

TRIGGERWARNUNG:

In diesem Roman geht es um Liebeskummer, Trennungsschmerz und Tod. Diese Themen können – besonders wenn es in der eigenen Biografie Parallelen gibt – aufwühlende Gefühlszustände und Reaktionen hervorrufen. Bitte gib auf dich acht, wenn das bei dir der Fall ist.

INHALT

POESIA I

Neem me mee,
neem me even mee
naar een plaatsje in de zon
omdat ik anders
zonder jou verwaai
en jij mij niet herkennen zult.
Blijf me bij,
ik wil je niet vergeten!

Nimm mich mit,
nimm mich bitte mit
zu einem Platz an der Sonne,
da ich ansonsten
ohne dich verwehe
und du mich nicht mehr wiedererkennen würdest.
Bleib bei mir,
ich will dich nicht vergessen!

Teil I:

CARMEN

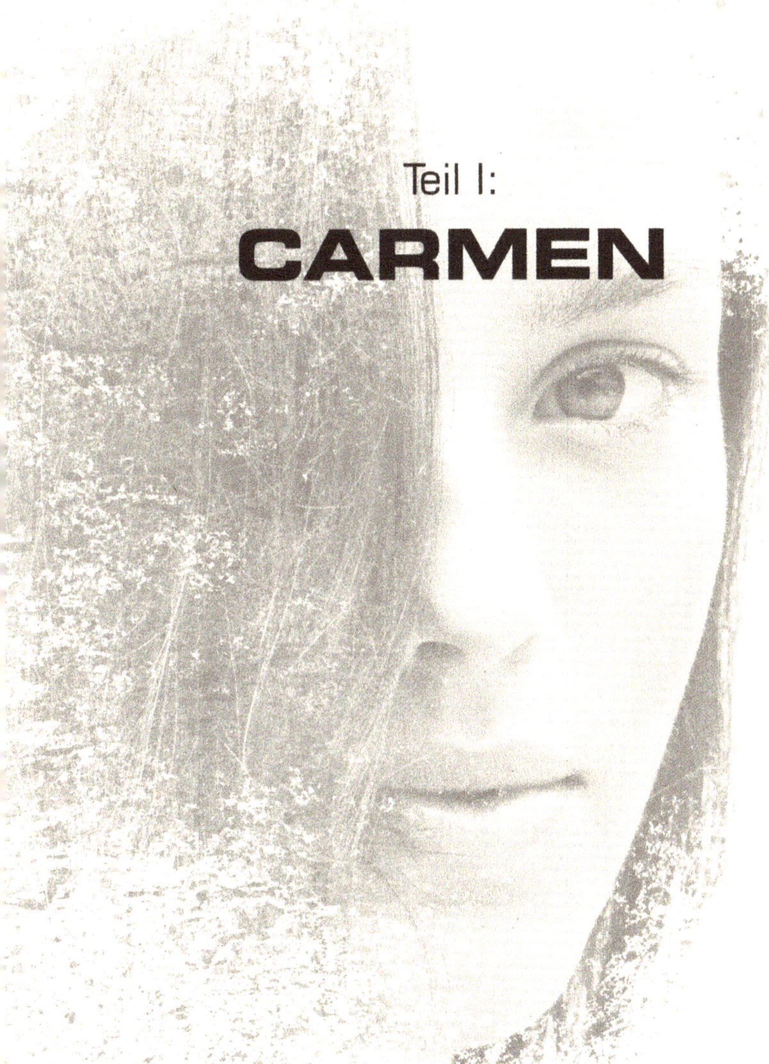

Portugal, 13. August

Autoestrada

»Halt an!«, kommt es wie aus heiterem Himmel über seine Lippen. »Lass mich raus!«

Ich lache erst, nehme ihn nicht ernst. »Mitten auf der Autobahn? *Meu amor*, das ist unmöglich.«

Unser Leihwagen, ein klappriger Polo, rauscht an goldgelben Feldern und Korkeichen-Hainen vorbei. Die Sonne sticht bereits morgens um zehn mit solcher Kraft vom Himmel, dass sich die Blechkiste binnen weniger Minuten in einen Backofen verwandelt hat. Klimaanlage? Es ist zwar eine vorhanden. Nur funktioniert das Mistding nicht. Deshalb stehen die Fenster auf beiden Seiten einen Spalt offen. Das Gebläse lärmt mit den rollenden Reifen um die Wette, weswegen wir das Radio längst abgestellt haben – bei dem Krach kann man eh nichts verstehen. Erst recht nicht in der hiesigen Landessprache, obwohl wir vor Reiseantritt fleißig geübt haben. Und Musik mutiert ohnehin zu unmelodischem Jaulen und dumpfem Klopfen, das lediglich nervt anstatt zu unterhalten.

Für gewöhnlich können mein Mann und ich Hitze ganz gut vertragen. Nun entlockt sie sogar meiner Haut Schweißtropfen, die mich im Nacken kitzeln und meine mohnrote Lieblingsbluse am Rücken festkleben. Ich hätte mir die Haare hochbinden sollen, ärgere ich mich. Dann würde ich jetzt nicht so schwitzen.

Aber mein Mann liebt es, wenn ich meine langen schwarzen Haare offen trage, und ihm zuliebe nehme ich den Schweiß eben in Kauf.

»Halt bitte an!«

Das unüberhörbare Zittern in seiner Stimme alarmiert mich.

»Was ist denn los? Musst du auf die Toilette? Ist es so dringend?« Ich werfe einen kurzen Blick aufs Navi. Santa Sofia heißt der Ort, an dem wir in Kürze vorbeikommen werden. »Bis Évora sind es knapp zwanzig Kilometer. Hältst du es bis dahin nicht mehr aus?«

»Nein. Nein, du verstehst mich nicht. Ich will aussteigen. Ich kann das nicht mehr!«

»Du kannst *was* nicht mehr?« Ich steige vom Gaspedal. »Geht es dir nicht gut?«

»Echo, ich muss hier raus!« Echo. Er hat mich Echo genannt. Das hat er so lange nicht mehr getan. Ein ungutes Gefühl macht sich in mir breit. Mit einem Male ist meine Kehle staubtrocken.

Ich hasse meinen bescheuerten – ja, lächerlichen – Namen, für den ich so oft Spott geerntet habe. Spätestens seit meinem ersten Schultag habe ich Papa für diesen Namen verflucht. Er hat meinen Ärger darüber nie verstanden oder besser gesagt: nie verstehen wollen. Im Gegenteil: Er hat sich geärgert, dass ich meinen Namen nicht mag.

Anders mein Mann. Er versteht mich. Er war von Anfang an auf meiner Seite. Na ja, fast. Anfangs hat auch er seine Scherze damit getrieben.

Ich erinnere mich allzu deutlich an unsere erste Begegnung.

»Wie bitte?« Der blonde Schönling verschluckte sich an seinem Eiskaffee. Sein Kumpel musste ihm auf den Rücken klopfen, damit er überhaupt weiterreden konnte.

»Ja, es stimmt, was er sagt. Mein richtiger Name ist Echo. Saukomisch, was?« Ich warf meiner niederländischen Freundin Ineke einen vorwurfsvollen Blick zu. Sie war es, die mich unbedingt dem Bekannten ihres Mannes vorstellen wollte.

Von wegen, er ist nett, was Besonderes und anders als die anderen Männer in unserer Stadt. Pah!

Ich wollte nur noch weg und griff bereits nach meinem Rucksack.

Die Worte nach seinem Hustenanfall waren es, die mich innehalten ließen: »Angenehm, Echo. Ich bin Lot.« Ganz förmlich streckte er mir seine Rechte entgegen. »Zusammen heißen wir Echolot. Schön, oder?«

»Du verarschst mich.«

»Ganz und gar nicht, meine liebe Echo. Du bist offensichtlich nicht die Einzige, deren Eltern einen etwas … exquisiten Geschmack in Sachen Namenswahl für ihren Nachwuchs haben. Aber mal ehrlich: Echo … Lot …, das kann kein Zufall sein. Zusammen sind wir das Echolot und gehen nie verloren.« Er klatschte in die Hände. »Ich finde, das ist ein Zeichen. Wir sollten es miteinander versuchen.«

Zielsicher zog er eine prächtige weiße Dahlie aus der Tischdeko und hielt sie mir unter die Nase.

Und der Rest ist Geschichte. Inzwischen sind wir fünf Jahre verheiratet, und ich kann mir gar nicht mehr vorstellen, ohne ihn zu sein. Ich will es auch nicht.

Nur ungern löse ich mich von den schönen Erinnerungen und kehre in die unwirklich anmutende Gegenwart auf der Autobahn zurück. In den kochend heißen Schrottkübel von Auto.

Echo nennt mein Mann mich selten. Für gewöhnlich ruft er mich mit einem seiner hundert Kosenamen, darunter meine Favoriten *Seelensymphonie, Kirschblüte* oder *Karamellbonbon*, oder wenn er weniger kreativ ist, ganz einfach mit meinem Zweitnamen. Denn *Carmen* gefällt mir wesentlich besser, weil er – nun ja, einfach normaler klingt als der andere. Und das ist es, was ich sein will: normal. Eine meiner schwersten Übungen.

Echo nennt er mich höchstens, wenn er seine Echolot-Scherze treibt. Aktuell sieht es allerdings überhaupt nicht danach aus, als sei er zu Scherzen aufgelegt.

Es bedrückt mich, ihn so ernst dreinblicken zu sehen. Das bin ich schlichtweg nicht gewohnt. Lot ist die gute Laune in Person. Mein Sonnenschein und der beste Partner, den ich mir wünschen kann.

Heute früh war er anders drauf. Was ist passiert? Wann ist die Stimmung gekippt? Habe ich vielleicht was Blödes gesagt? Was ist mir entgangen?

Wir passieren ein Hinweisschild.

»Da vorne ist eine Raststätte. Wir können dort halten, wenn du möchtest, uns die Beine vertreten und ein bisschen frische Luft schnappen.«

Er nickt nur und verschränkt seine Arme vor der Brust. Dieses Verhalten passt absolut nicht zu meinem Lot.

Während ich den Wagen auf die Abbiegespur lenke, knabbere ich auf meiner Unterlippe herum.

»Nein. Es geht mir wirklich nicht gut.« Er patscht mit beiden Händen auf seine Oberschenkel, ringt nach den richtigen Worten. Er findet sie nicht. Ich spüre das, obwohl ich ihm gerade nicht ins Gesicht schauen kann, weil ich mit der Ausfahrt beschäftigt bin. Ich höre an seiner Stimme, dass er kämpft, sehe aus dem Augenwinkel, dass er eine Grimasse zieht, und ahne, dass etwas naht, das alles verändern wird. Es macht mir Angst, schon bevor er es ausspricht. Ich will es nicht hören. Zu spät.

»Tut mir leid, Echo. Ich habe bei dir das Gefühl zu ersticken. Es geht einfach nicht mehr.«

»Was?« Trotz der Hitze wird mir kalt, und wir rumpeln über einen Bordstein, so heftig, dass ich mir auf die Zunge beiße. »Aua!«

Er geht nicht darauf ein. »Das alles hier …« Er reißt seine Arme auseinander, als meine er die ganze Welt. »Wie du bist und … ja, nehmen wir zum Beispiel diese Urlaubsreise. Wieso können wir nicht einfach wie ein glückliches Ehepaar an den Strand fahren? Ich meine, wir sind in Portugal unterwegs. Wieso gehen wir nicht an die Algarve?

Von mir aus hätten wir auch in Lissabon bleiben, eine Bootsfahrt machen und lecker essen gehen können. Aber nein! Nicht wir. Wir gucken alte Steine an. Dolmen, Menhire, Megalithen und wie diese Dinger heißen.«

»Hä?« Ich kurbele am Lenkrad. Das Auto hat keine Servolenkung.

»Skelette, Friedhöfe, uralte, stinkende Gemäuer und …«

»Das stört dich?« Endlich finde ich einen Parkplatz neben einem weißen Kleintransporter und stelle mich viel zu schräg in die Lücke. »Unsere Sightseeing-Touren?« Ich schalte den Motor aus und ziehe die Handbremse fest.

Der fehlende Lärm des Autos lässt Lots Stimme umso lauter und bedrohlicher klingen. »Sightseeing nennst du das?« Er schnaubt. »Du lebst mehr in der Vergangenheit als im Jetzt. Die Toten interessieren dich mehr als deine Freunde. Mehr als ich. Zwar bin ich immer irgendwie dabei, aber du schleppst mich mit wie ein Gepäckstück, fragst mich nie danach, was ich gerne sehen möchte, was ich für Bedürfnisse habe. Eigentlich könntest du alleine fahren. Dein oller Buchhalter vom Land ist dir inzwischen zu langweilig geworden. Du brauchst mich gar nicht.« Er räuspert sich. »Und jetzt sagst du nicht mal was dazu. Wahrscheinlich denkst du gerade an irgendeinen toten König, der hier vor Hunderten von Jahren einen Furz gelassen hat, weswegen dieser Parkplatz historisch wichtig ist und in den Geschichtsbüchern erwähnt wird, oder du überlegst dir eine Überschrift für irgendein Kack-Kapitel in irgendeinem bescheuerten neuen Buch, das du schreiben willst.«

Ich öffne meinen Mund und schließe ihn wieder, mustere Lot, als sähe ich ihn zum ersten Mal. Wer ist dieser

Mann neben mir? Ist das nicht mein Lot, der mich über alles liebt, und den ich über alles liebe?

Es dauert eine Weile, bis ich meine Stimme wiederfinde: »Du wolltest das doch auch. Du hast extra eine Historikerin geheiratet, damit sie dir erzählt, wo wir herkommen, wer wir sind und warum wir so sind, wie wir sind. Das alles interessiert dich doch auch. Unser Ehegelübde … du hast gesagt …« Ich verstehe die Welt nicht mehr. »Wir haben diesen Urlaub zusammen geplant. Du warst genauso Feuer und Flamme wie ich!«

Lot schüttelt den Kopf. »Nein. Ich war Feuer und Flamme wegen dir. Weil ich total vernarrt in dich war.«

»War? Und jetzt bist du das nicht mehr?«

Seine Schultern sacken nach unten. »Ich … weiß es nicht, Echo.«

Beim Klang meines Erstnamens zucke ich zusammen, und eine dunkle Ahnung befällt mich. »Du hast eine andere?« Schweigen ist die Antwort. »Hast du eine andere?«

»Darum geht es doch gar nicht.«

»Doch, darum geht es. Lot! Wir gehören zusammen. Wir sind das Echolot. Hast du das vergessen? Wir …«

»Nichts Echolot. Ich habe es versucht. Es geht nicht. Wir sind …« Seine Stimme klingt hart wie Gestein. *»Echolost.«*

»Aber …«

»Nein. Es ist vorbei.« Er schnallt sich ab. »Oh Gott! Ich muss hier raus!« Und ehe ich es mich versehe, hat er die Tür aufgerissen und den Wagen verlassen. Er geht nicht zu den Toiletten, sondern an den Straßenrand, wo sich gerade jemand daranmacht, wegzufahren. Er hält seinen Daumen zur Seite. Deutlich sichtbar für den Fahrer des anderen Autos.

»Lot?« Ich kurbele das Fenster komplett herunter. »Lot!«

Das reicht nicht. Ich muss hinterher.

Ich schnalle mich ab, stelle fest, dass ich leider viel zu dicht an dem Kleintransporter links neben mir geparkt habe, als dass ich hätte aussteigen können, ohne Schaden anzurichten. Ich muss über den Beifahrersitz nach draußen klettern oder umparken.

Bevor ich mich für eine der Möglichkeiten entschieden habe, ist Lot bei dem Fremden eingestiegen und davongefahren, ohne sich von mir zu verabschieden und ohne mir noch einen einzigen Blick zu widmen.

Perdida

Wir sind *Echolost,* hallt es durch meinen Kopf. *Lost.* Ich betrachte mein Gesicht im Spiegel in der Raststätten-Toilette und kann nicht fassen, was geschehen ist. Unwirklich erscheinende Bilder rasen durch meinen Kopf, die mich schwindelig machen, mich dazu bringen, mich am Rand des Waschbeckens festzuklammern wie an einer Boje inmitten eines wogenden Ozeans, dessen Gischt mir ins Gesicht klatscht und mir den Atem nimmt. Ich japse nach Luft wie eine Ertrinkende.

Das Rauschen einer Toilettenspülung ist zu vernehmen, und kurz darauf stöckeln Pumps von hinten auf mich zu.

»*Tudo bem?*« Das zarte Stimmchen gehört zu einer noch zarteren Frau. Ich gehe zur Seite, damit sie sich die Hände waschen kann. »*Precisa de ajuda?*« Ob ich Hilfe brauche? Ja. Nein. Vielleicht. Weiß nicht. Aber du kannst mir eh nicht helfen. Niemand kann das. Außer Lot, und der ist nicht da.

»*Não, obrigada*«, verneine ich. Die junge Frau wartet eine Weile ab. »*Tudo bem*«, lüge ich. Es ist alles in bester Ordnung.

Nichts ist in Ordnung!, widersprechen meine Augen, die mich aus dem Spiegel anfunkeln, als wäre ich an allem Elend schuld.

Bin ich an allem Elend schuld?

Ja, ich habe Lots Leid nicht erkannt. Er ist nicht mehr glücklich mit mir. Schuldig im Sinne der Anklage.

»*Tudo bem.*« So hohl klingt meine Lüge. Dennoch zeigt sie Wirkung.

»Okay.« Die Fremde zuckt mit den Schultern, trocknet sich die Hände mit einem Papierhandtuch ab und stakst nach draußen. Im Spiegel erkenne ich, dass sie sich noch einmal nach mir umdreht.

Kümmere dich um deinen eigenen Scheiß!, schicke ich ihr in Gedanken hinterher.

Nachdem die Tür hinter ihr zugefallen ist, atme ich tief durch, lehne mich an den Spiegel, der hier und da mit Wasserspritzern versehen ist. Das Dunkel meiner Augen greift nach mir. Dunkelbraun, von feinen Linien durchzogen, die nur eine Spur heller sind als der Rest der Regenbogenhaut. Spiralförmig sehen diese Striche aus. Ein Strudel, der meinen Fokus ins Zentrum lenkt: zu den tiefschwarzen Pupillen.

Zwei schwarze Löcher, in die ich gesogen werde.

Und doch glaube ich, in ihren Tiefen etwas erkennen zu können.

Spiegele ich mich in ihnen wider? Mein Spiegelbild in meinen gespiegelten Augen. Im Spiegel, der von meinen Augen widergespiegelt wird?

Ich beuge mich so nahe an das Glas, dass meine Nasenspitze seine Oberfläche berührt, und werde in den Strudel der Erinnerung gerissen.

Das Auto, in dem sich Lot von mir entfernte, rollte rasch vom Parkplatz.

Wo will er hin? Ich muss hinterherfahren! Ich drehte den Schlüssel. Der Motor zündete, soff aber gleich wieder ab. »Nein, *nein!* NEIN!« Beim zweiten Mal sprang er an. Ich legte den Rückwärtsgang ein, stieg von der Kupplung, während ich Gas gab – und mit einem hässlichen Knirschen gegen ein Auto stieß, das just in dem Moment hinter mir rangierte.

»Scheiße!«, keuchte ich und stieg auf die Bremse. Sofort vernahm ich durch das offene Fenster portugiesische Flüche. Ein Motor stotterte, bevor er verstummte, und kurz darauf hörte ich das penetrante Klopfen einer Faust gegen die Karosserie meines Wagens. Ich schaltete den Motor ab und stieg aus. Da ich bereits ein ganzes Stück zurückgefahren war, gelang mir dies inzwischen wieder auf der Fahrerseite. Ich torkelte gegen die Heckscheibe des geparkten weißen Kleintransporters. Beiläufig las ich den flammend roten Schriftzug, der die Scheibe zierte: APOCALIPSE. Und blinzelte, während ich mich zu meinem Unfallgegner umdrehte. Die Knie wurden mir weich, und ich ließ regungslos Schimpftiraden über mich ergehen, von denen ich höchstens die Hälfte verstand. Mein Gegenüber, ein Portugiese in den mittleren Jahren, hatte ja recht. Ich war schuld. Ich hatte nicht in den Rückspiegel geschaut. Im Grunde durfte ich froh sein, dass ich in ein Auto gefahren war und nicht etwa in einen Fußgänger.

Alles, was folgte – Polizei, Schadensbeschau, noch mehr Gezeter, tröstendes Schulterklopfen einer wildfremden Passantin – nahm ich hin, während mein Blick wiederholt in die Richtung zuckte, in die mein Lot verschwunden war.

Es stellte sich heraus, dass der Schaden, den ich verursacht hatte, kaum der Rede wert war. Beide Autos – keines jünger als zehn Jahre – blieben fahrtüchtig und hatten eben ein, zwei Dellen mehr als zuvor. Sogar der Polizist mit dem schwarzen Schnauzbart meinte, es sei von meinem Unfallgegner übertrieben gewesen, die Polizei einzuschalten. Ich solle meine Versicherung unterrichten und vor allem nicht vergessen, der Leihwagengesellschaft den Schaden zu melden. Außerdem musste ich ihm versprechen, von nun an vorsichtiger beim Ausparken zu sein.

Ja, ja, schon gut, kommt nicht mehr vor.

Nachdem alle Formalitäten erledigt waren, stellte ich mein Auto in dieselbe Parklücke wie zuvor, diesmal mit mehr Abstand zum Kleintransporter, und rief bei Lot an. Er ging nicht ans Handy. Ich schrieb ihm eine WhatsApp-Nachricht: »*Bitte, Lot, die Trennung kann nicht dein Ernst sein. Bitte lass uns reden.*«

Die zwei blauen Haken hinter meiner Nachricht gaben mir Gewissheit, dass sie bei ihm angekommen und auch von ihm gelesen worden war. »*Ich liebe dich*«, tippte ich. Bevor ich auf *Senden* drücken konnte, erschien eine Nachricht von ihm: »*Ruf mich nicht mehr an und schreib mir nicht. Es ist aus.*«

Ich drückte dennoch auf *Senden* und wartete eine Weile ab. Es kam keine Antwort. Ich gab auf, stieg aus und schlich zum Gebäude der Raststätte, wo ich versuchte, das Chaos in meinem Kopf zu sortieren.

Durch meinen Unfall ist viel zu viel Zeit vergangen. Zeit, die es mir unmöglich macht, Lot einzuholen. Er kann inzwischen sonst wo sein. Ich lasse meine Stirn gegen die Spiegeloberfläche klopfen. Toll, ganz toll gemacht, Carmen. Du bist ein Echo von dir selbst, hast dir nicht einmal das Kennzeichen gemerkt. Und ans Handy geht er auch nicht mehr.

Ich hebe meinen Zeigefinger an die Stelle des Spiegels, wo ein Tropfen an meinem Auge glitzert. Weine ich etwa? Ich schüttele den Kopf. Nein. Es handelt sich um einen Wassertropfen auf dem Spiegel. Mein Finger verschmiert die Glasoberfläche, und ich fasse für mich zusammen: Ich fühle mich schlecht. Habe deswegen sogar einen Unfall verursacht. Ich vermisse meinen Mann. Trotzdem weine ich nicht. Wieso? Wer ist diese Frau im Spiegel?

Ich betrachte mein Gegenüber. Lange Haare, die wie ein schwarzer Vorhang herabhängen und die eine Gesichtshälfte fast völlig verdecken.

Ein Schleier, der die Tatsache verbirgt, dass ich nicht weine. Ich streiche den Vorhang nach hinten, über die Schulter. Ich habe die einzige Konstante in meinem Leben verloren. Wo soll ich hin? Weiter nach Évora? Zurück nach Lissabon? *Echolost. Lost.*

»*Perdida*«, übersetze ich in die Landessprache und wundere mich, wieso mir ausgerechnet in diesem Moment das Wort einfällt. Statt zu übersetzen, müsste ich weinen. Wieso weine ich nicht?

Ich stehe starr. Einzig meine Lider heben und senken sich. Und meine Brust, unter der sich die Lungen mit Sauerstoff füllen und wieder entleeren. Füllen und entleeren. Füllen und … Während sich auch mein Kopf zunehmend leert. Oder sich stattdessen mit sinnlosen Gedanken füllt.

Zum Glück bin ich endlich alleine im *Casa de banho. Casa de banho?* Komisches Wort. Das heißt eigentlich *Badehaus*, obwohl das hier eindeutig kein Badehaus, sondern eine öffentliche Toilette ist. Die Portugiesen sind komisch. Ich korrigiere: Nein, ich bin es, die komisch ist. Wieso denke ich über die portugiesische Sprache nach? Als hätte ich keine anderen Sorgen.

Ich kämme mit meinen Fingern durch die Haare, drücke dabei fest auf die Kopfhaut, um mich zu spüren. Es tut fast weh. Aber nur fast. Etwas anderes schmerzt umso mehr. Oder hätte es zumindest sollen.

Wahrscheinlich stehe ich unter Schock und kann erst später weinen. Boah, ich sehe furchtbar aus!

Mein Gesicht leichenblass. Beinahe weiß. Die Lippen ebenfalls farblos, käsig, leergepresst zu einer hellen Linie. Meine Augen wie immer nur leicht geschminkt. Ich bin nie jemand gewesen, die zentimeterdick Schminke aufträgt, sondern ein eher natürlicher Typ.

Lot liebte mich, wie ich bin. Liebte? Jetzt denke ich auch schon im Imperfekt. Nun liebt er mich nicht mehr? Wieso? Ich werde bald dreißig. Findet er mich etwa nicht mehr attraktiv? Hat er sich eine Jüngere gesucht?

Ich berühre meinen Augenwinkel, wo sich feine Linien abzeichnen. Richtige Falten sind das noch nicht. Klar werde ich älter. Er ebenfalls. Hat einen leichten Bauchansatz …

Bei der Erinnerung an seinen »Schwimmreifen«, wie er es selbst zu nennen pflegt, muss ich schmunzeln. Ich habe mich an seinem Pölsterchen nie gestört. Im Gegenteil. Ich bin sogar stolz darauf, weil es mir als Beweis dient, dass ihm mein Essen schmeckt. Vielleicht denke ich auch insgeheim, dass er mit dem Bäuchlein eher bei mir bleiben und an Reizen für das ungebundene weibliche Volk verlieren würde.

Gemein von mir? Egoistisch?

Blödsinn! So groß ist sein Bauch gar nicht.

Eine neue Vermutung drängt sich in den Vordergrund: Ich koche nicht besonders oft. Kochen ist einfach nicht meins. Ich gehe lieber mit ihm essen oder hole uns etwas vom Chinesen oder vom Griechen nach Hause. Stört ihn das? Lot hat sich nie darüber beschwert. Aber er hat sich bisher auch nie über unsere Sightseeing-Touren beschwert. Und jetzt erfahre ich, dass sie ihm zuwider sind. Oder war das vorhin nur ein Vorwand? Er bleibt für mich jedenfalls der Einzige und Schönste. Bauch hin oder her. Bloß … ist es umgekehrt genauso? Ich bin nicht mehr die Frau, die ich einst war. Das ist einfach so.

Ich betrachte mich kritisch im Spiegel, und da geschieht etwas ganz Komisches: Mein Gesicht verändert sich. Die Falten werden tiefer, eine alte Frau blinzelt mir entgegen. Ihre Lippen bewegen sich.

»Du hast es versaut, Echo. Du hast ihn vertrieben«, spricht mein Gegenüber. »Du bist dazu verdammt, alleine durchs Leben zu gehen. Du bist *lost, perdida. Echolost.*«

»Was?«, keuche ich. »Das … ich bilde mir das ein! Hau ab!«

Ich greife nach dem Gesicht im Spiegel. Die Konturen lösen sich auf, werden zu einer Fratze, schließlich zu formlosen Flecken, die vor mir hin und her schwimmen, bis sie sich wieder zu meinem Gesicht zusammensetzen.

Und endlich kommt eine Regung von mir. Ich schreie. Ich schreie so laut, dass mir die Kehle schmerzt. Und ergreife die Flucht.

Im Korridor begegnet mir die zierliche Frau von vorhin. Bevor sie eine Frage stellen kann, stürme ich an ihr vorbei nach draußen.

Auf einmal kann ich nicht schnell genug ins Auto einsteigen. Es fällt mir viel leichter als das Aussteigen, denn der Kleintransporter ist weg.

Ich stecke den Schlüssel ins Schloss und stutze: »Nee, das ist jetzt nicht wahr.« Ich starre auf den runden Saugnapfabdruck an der Innenseite der Frontscheibe. »Das kann nicht wahr sein.«

Doch es stimmt. Das Navi ist weg. Ebenso mein Portemonnaie, das ich leichtsinnigerweise auf dem Beifahrersitz liegengelassen habe. Und das Handy.

Vielleicht ist es unter den Sitz gerutscht. Ich schaue nach, taste mit schweißpappenden Fingern nach etwas, das dort nicht liegt. Das offenstehende Fenster fällt mir auf, und ich klatsche mit flacher Hand an meine Stirn. Ich bin so doof! Der Dieb hat sich Zugang durch das Fenster verschafft und alles mitgenommen, was wertvoll aussah.

Überall auf der Rückbank sind Kleidungsstücke verteilt. BHs, getragene T-Shirts und Unterhosen. Sogar meinen Koffer hat er durchsucht. Unglaublich! Alles, was mir geblieben ist, sind meine Wäsche und der Schlüssel zu dieser Schrottkiste, die mir nicht einmal gehört. Ach, und das da! Ich greife nach einer Packung Kaugummis, – Lots? – nehme mir einen. Das Silberpapier knülle ich in meine Hosentasche, den Kaugummi stecke ich in den Mund.

Und kaue.

Und kaue.

Der schmeckt scheiße. Richtig widerlich.

»BÄH!« Ich suche nach dem Haltbarkeitsdatum auf der Verpackung. Ein Jahr drüber. Ich spucke den Kaugummi in ein Taschentuch. Der stammt wahrscheinlich vom vorherigen Mieter des Autos.

Und dann bricht es aus mir heraus. Es sind keine Tränen. Nein. Es ist ein Lachanfall. Ich lache.

Hysterisch.

Laut.

Und lange.

Sangue

Nach dem Lachkrampf kommen die Tränen, und ich tue mir furchtbar leid. Ich schlüpfe aus meinen wenig modischen, dafür umso bequemeren Sandalen – »Jesuslatschen«, hat Lot sie stets genannt – und stelle meine Füße auf den Sitz, schmiege mein Kinn an die Knie, umschlinge mit den Armen meine Beine, wippe vor und zurück und wimmere wie ein Kind.

Mein Mann ist weg. Geld weg, Handy und Navi weg. Ich bin in einem fremden Land, unter fremden Leuten. Wie kann Lot mir das antun und mich alleine lassen? Das habe ich nicht verdient. Ich brauche ihn doch! Bei allem, was recht ist: Woher soll ich denn wissen, dass ihm meine Art nicht passt, wenn er mir nichts sagt?

Ich versinke in Selbstmitleid und vergesse völlig die Zeit. Es wird brütend heiß im Auto, trotzdem gehe ich nicht nach draußen. Ich schwitze Tränen. Ich weine Schweiß, kann beide Körpersekrete nicht mehr voneinander unterscheiden.

»Lot«, heule ich. »Lot, Lot ...”

Erst ein sachtes Klopfen an die Fensterscheibe neben mir lässt mich innehalten und aufsehen.

»*Senhora*?«

»Was ist denn?« Ich schniefe, wische mir die verräterischen Spuren aus dem Gesicht und nehme die Füße vom Sitz.

Oh nein! Die schon wieder? Ich erkenne die schlanke, bildhübsche Portugiesin aus dem *Casa de banho*. Ihre Haare sind viel länger als meine, dennoch scheint sie mit ihrem Vorhang nicht so sehr zu schwitzen, wie ich es tue. Was soll das? Verfolgt die mich?

»*Senhora, por favor.*«

Warum kann sie mich nicht endlich in Ruhe lassen? Ihre dunklen Rehaugen sind mit ehrlicher Besorgnis auf mich gerichtet.

»*Senhora, é o seu.*«

»*O seu?*« Ich kapiere gar nichts mehr.

»*Isto.*« Sie wedelt mit einem kleinen rechteckigen Gegenstand vor der Scheibe herum. Er kommt mir bekannt vor. Ist das möglich?

Ein weiteres Mal wische ich mir übers Gesicht, und dann gibt es keinen Zweifel mehr. Schwarz, kompakt, Lederoptik mit der eingravierten Dahlie auf dem silbernen Magnetverschluss.

»Mein Geldbeutel!« Ich öffne die Tür.

»*Aqui.*« Die Portugiesin klappt das Portemonnaie auf und zeigt auf ein Bild, das darin steckt. »*A senhora.*«

»Ja, das bin ich.« Mein Gesicht schaut mir entgegen. Mal wieder. Diesmal allerdings nicht aus einem Spiegel, sondern von meinem Personalausweis in meinem Geldbeutel.

»Woher haben Sie …?« Ich räuspere mich, bemühe mich um mein bestes Portugiesisch und erfahre, dass sie den Fund beim Leeren einer Mülltonne gemacht habe. Sie sei nämlich für die Sauberkeit der Raststätte zuständig, aber der Geldbeutel, der oben auf dem Müll lag, sei ihr ungewöhnlich vorgekommen. Viel zu schön zum Wegschmeißen.

»Dort lag er drin.« Sie deutet auf einen Behälter ganz in der Nähe. »Der Dieb ist nur auf das Geld scharf gewesen. Denn das ist weg.«

»Meine Kreditkarte und die EC-Karte sind auch weg«, erkenne ich.

»Genau.« Sie nickt. »Wohingegen Krankenkassenkärtchen, Personalausweis und Führerschein in ihren Fächern stecken. Ich habe das Bild gesehen und sofort Ihr Gesicht wiedererkannt. Ich bin froh, Sie angetroffen zu haben. Zuerst habe ich vermutet, Sie seien bereits weggefahren.«

»Weggefahren? Ich? Nein, nein.«

»Hoffentlich wurde nicht viel Geld gestohlen?«

»Na ja, ungefähr hundertfünfzig Euro.«

»Das ist schlimm. Sie sollten zur Polizei gehen.«

Schon wieder Polizei? Ich bin mir nicht sicher, ob ich das heute noch einmal ertragen kann. »Vielleicht morgen.«

»Nein, nein, zögern Sie nicht zu lange.«

»Wo ist denn die nächste Polizeistation?«

»In Évora. Mein Vater ist dort Polizist. Sie kennen ihn schon. Er hat vorhin den Schaden aufgenommen. Er wird Ihnen bestimmt helfen können. Fragen Sie nach *Senhor* Pereira.«

»Okay.« Dann muss ich wohl wirklich nach Évora fahren. Ich schlucke.

»Haben Sie jemanden, zu dem Sie können?«

»Ja, ja«, lüge ich. »Dorthin wollte ich sowieso.«

»Trotzdem: Mit den Karten bitte nicht zu lange warten. Am besten, Sie kommen mit rein und telefonieren bei mir.

Wir suchen die Telefonnummern übers Internet raus, und Sie lassen Ihre Karten sperren, damit niemand Blödsinn damit anstellen kann.«

»Bei Ihnen?«

»Ja, in der Tankstelle. Ich arbeite doch in der Tankstelle. Kommen Sie. Kommen Sie, ich helfe Ihnen.«

Ich schäme mich für meine vorherige Unhöflichkeit dieser netten Frau gegenüber. Sie lässt mich tatsächlich gratis telefonieren und steckt mir obendrein einen Nussriegel und eine Flasche Mineralwasser zu.

»Nahrung für die Nerven. Auf den Schreck hin können Sie das sicherlich gebrauchen.«

Während ich telefoniere – erst mit der Bank, danach mit dem Kreditkarteninstitut und meinem Handyanbieter – schreibt sie irgendwas auf einen Zettel.

»*Obrigada*«, wispere ich ihr zu, während ich auswendig eine weitere Nummer wähle: Lots. Es tutet eine Weile, dann erklingt das Besetzt-Zeichen. Hat er mich weggedrückt? Ich versuche es ein zweites Mal.

»Der gewünschte Teilnehmer ist zurzeit nicht erreichbar«, verkündet eine Frauenstimme. Er hat sein Handy ausgeschaltet. Warum tut er das?

Die junge Frau drückt mir den Zettel in die Hand, auf dem sie eine Adresse notiert hat. »*A polícia em Évora.* Viel Glück!«

Wenig später hocke ich mit hängenden Schultern im alten Polo. Den Koffer habe ich eingeräumt, ohne mir beim Zusammenlegen der Kleidung sonderlich Mühe zu geben, die Gratis-Wasserflasche halb geleert und den Nussriegel gierig verdrückt. Jetzt habe ich den Straßenatlas auf dem Schoß und suche nach dem richtigen Weg.

Ein Glück, dass Lot sich immer doppelt absichert und sich zusätzlich zum Navigationsgerät mit Straßenkarten eindeckt. So werde ich auch ohne Navi nach Évora finden, und dort kann ich mich bis zur Polizeistation durchfragen. Was ich allerdings danach machen soll …, keine Ahnung.

Beiläufig drehe ich den Zettel um, den mir die Portugiesin gegeben hat. Es handelt sich um einen Flyer. Darauf ist ein rotes Herz zu sehen, das von zwei Händen gehalten wird. Darunter stehen ein paar Daten und Städtenamen.

»Hm.« Ich zucke desinteressiert mit den Schultern, lege den Flyer auf den Beifahrersitz, schnalle mich an und starte den Motor.

Die Polizeistation ist schnell gefunden. Mithilfe desselben Polizisten, der den Schaden bei der Raststätte aufgenommen hat, erstatte ich Anzeige gegen Unbekannt.

»Lia hat mir angekündigt, dass Sie kommen würden.«

»Lia?«

»Die Dame von der Tankstelle.«

»Ach ja, Ihre Tochter.«

»Exakt.« Der nette Schnauzbärtige legt den Kopf schief. »Sie haben aber auch ein Pech. Erst der Ärger mit dem Unfall, dann das. Rechnen Sie sich keine großen Chancen aus, dass der Dieb gefunden wird.«

»Schon klar.«

»Sie kommen zurecht?«

Ich nicke bloß und ärgere mich insgeheim, als ich die Polizeistation verlasse. Wieso lüge ich jeden an? Ich komme zurecht? So ein Quatsch! Ich kriege überhaupt nichts mehr auf die Reihe. Was mache ich bloß? Weder habe ich Geld für ein Hotel oder einen Rückflug, noch weiß ich, wo ich Lot finden kann. Es ist zum Kotzen!

In diesem Moment fällt mein Blick auf eine riesige Plakatwand: *Dar sangue é dar vida,* steht darauf. Darunter ist ein rotes Herz zu sehen, das von zwei Händen gehalten wird.

Das Symbol vom Flyer! Ohne zu wissen wieso, beschleunigt sich mein Herzschlag. *Sangue* heißt *Blut*, weiß ich, und *vida* bedeutet *Leben.* Auf dem Plakat steht: Blut geben ist Leben geben. Blut spenden heißt Leben schenken, übersetze ich freier. Das ist ein Aufruf zum Blutspenden. Ich lese weiter: Alle zwei Sekunden braucht jemand Blut. Sie brauchen nur dreißig Minuten, um zu helfen. Helfen Sie uns, Leben zu retten, und lassen Sie sich im Anschluss von uns mit einem leckeren Imbiss verwöhnen.

Mein Magen knurrt daraufhin so laut, dass ich erschrocken eine Hand auf den Bauch drücke. Der Nussriegel ist längst verdaut. Ich habe kein Geld, um mir etwas zu essen zu kaufen.

Aus der Richtung einer Art Stadt- oder Turnhalle schwebt mir ein unwiderstehlicher Duft nach gekochten Kartoffeln und etwas Würzigem entgegen. Mir läuft das Wasser im Mund zusammen.

Na schön. Dann gehe ich eben in Portugal Blut spenden. Mal was anderes.

Wenn mir morgens jemand gesagt hätte, dass mich in ein paar Stunden mein Mann verlassen, ich beim Ausparken ein fremdes Auto demolieren und mich danach auch noch ausrauben lassen würde, sodass ich in Évora zum Blutspenden gehen muss, um etwas zu essen zu bekommen – ich hätte denjenigen für völlig verrückt erklärt. Und doch verhält es sich so.

Ich bin kaum nervös, als ich mich bei den wartenden Spendern einreihe. Eher gleichgültig, hungrig vor allem. Ohne Probleme passiere ich die Passkontrolle. Es werden ein paar Worte über meinen deutschen Blutspenderausweis verloren, ein paar Formalitäten besprochen und ein Zettel ausgefüllt.

Ich denke kurz daran, dass ich gar nicht hätte spenden können, wenn Lia meinen Geldbeutel nicht aus dem Abfall gefischt hätte, denn Personal- und Blutspenderausweise hat der Dieb nicht an sich genommen. Was hätte er damit auch anstellen sollen?

Um mich herum: Portugiesen, viele Gesichter, fremde, aber ausschließlich sympathische Leute. Alle mit einem breiten Grinsen im Gesicht.

Mein Eisenwert ist in Ordnung, und ich werde in den Raum mit den Liegen gewunken. Meine Bedenken wegen des bereits acht Stunden zurückliegenden Frühstücks sind unbegründet gewesen.

Der Nussriegel! Mit Sicherheit war er eine Eisenbombe.

Wenig später kommt die Nadel. Ihr Anblick macht mich nun doch etwas zittrig, und ein flaues Gefühl breitet sich in meinem Magen aus. Es ist weniger der Piks. *Ai!* Der ist kaum der Rede wert und vor allem schnell vorbei. Das Gefühl der Nadel in meinem Arm hingegen bleibt. Ich spüre sie allzu deutlich, sehe sie fast vor mir, wie sie in meiner perforierten Ader liegt.

»Ah, mh …« Ich versuche eine Stellung zu finden, in der ich die Nadel eben nicht mehr so spüren würde.

»Alles in Ordnung?« Ich nicke und halte ab sofort still. »Wirklich?«

»Wirklich.«

Die Arzthelferin widmet sich meinem Nachbarn. Ich fange zu schwitzen an, bewege meine Finger, weil ich den Drang verspüre, irgendwas zu tun.

Mir wird so seltsam. Was heißt *schwindelig* auf Portugiesisch? Es fällt mir nicht ein. *Spartelig?* Quatsch! Das ist Niederländisch und heißt … *zappelig?* Ja, das bin ich auch. Oooh! Worauf habe ich mich nur eingelassen?

Klar hätte ich einfach »Hallo?« oder »Entschuldigung?« rufen können. Vermutlich hätte es gereicht, zu winken oder zu stöhnen, stattdessen beiße ich mir auf die Unterlippe. Aushalten, Carmen. Du liegst eh bloß rum, also kannst du gar nicht umkippen. Alles wird gut. Denk an das leckere Essen danach. Du kannst es bereits riechen. Du bist nur vierhundertneunzig Milliliter Blut davon entfernt.

Doch zusätzlich zu meinem Blut saugt die Nadel meine Contenance aus mir heraus, frisst sie. Ich will aufstehen. Mir die Nadel aus dem Arm ziehen. Weglaufen aus dieser bizarren Situation und meine Verzweiflung in die Welt brüllen.

Ich war so doof, dass ich hierhergekommen bin. Ich will nach Hause. Ach, Lot! Wieso hast du mich verlassen? Du spinnst doch, du Arsch! Wie kannst du nur?

Dann bemerke ich meinen Nebenmann. Ein kleiner dürrer Portugiese mit Nickelbrille. Ungefähr siebzig Jahre alt. Wie lange darf man in Portugal wohl Blut spenden? Was macht er denn da?

Immer wieder richtet er seinen Oberkörper auf – trotz der Proteste der Helfer –, wohl um auf die Apparatur zu schauen, die anzeigt, wie viel Blut er schon gelassen hat oder um mich breit anzugrinsen.

Wie er dabei seinen Kopf hin- und herdreht und angestrengt die Lippen spitzt … Ich muss unwillkürlich an ein Erdmännchen denken, und er eröffnet ein Gespräch, das mich vorerst von meinem Elend abzulenken vermag. Er findet es spannend, neben einer Deutschen Blut zu spenden, und monologisiert. So viel, dass ich gar nicht alles mitbekomme. Ab und zu schnappe ich Wortfetzen auf: gegrillte Wurst, die Alpen, Oktoberfest, Hose aus Leder und Kleider, die die Brüste von Frauen größer aussehen lassen.

»Äh …«

Er bewegt weiter seine Lippen. Geräusche kommen aus seinem Mund. Ich kann sie hören, doch für mich sind sie lediglich eine Aneinanderreihung von sinnlosen Lauten, die unvermittelt versiegen. Er sieht mich abwartend an.

Vermutlich hat er mir eine Frage gestellt, begreift mein – bedauerlicherweise viel zu träge funktionierender – Verstand. Verdammt, ich habe nicht mitgekriegt, was er wissen will.

Ich rechtfertige mich: »Entschuldigung. Können Sie das bitte wiederholen? Mein Portugiesisch ist leider nicht so gut.« Oder dreh dich am besten einfach um und glotz die Wand an.

Dann meldet sich eine andere Stimme in mir zu Wort: Reiß dich zusammen, Carmen! Er ist eigentlich ganz nett.

Und die Blutspende ist sicher gleich geschafft. Nur noch ein paar Minuten. Das wird doch wohl gehen.

Nein. Es will nicht gehen. Ein Schweißtropfen gerät in mein Auge. Es brennt furchtbar. Ich will meine Hand heben, um ihn wegzuwischen, stelle jedoch fest, dass mir der Arm dafür zu schwer geworden ist. Klar, die Nadel steckt da drin.

Wieder wippt der Kopf des Männleins neben mir auf und ab. *Senhor Erdmännchen*, taufe ich ihn.

»Sie haben es geschafft!«, verkündet er frohlockend. »Ihr Beutel ist voll. Wunderschönes rotes deutsches Blut. Der Portugiese, der das kriegt, freut sich. Ob er dann Deutsch kann?«

»Häh?«, mache ich bloß, während die Arzthelferin an mir herumhantiert, um mich von der Apparatur zu befreien. Ich kneife die Augen zusammen, als die Nadel aus meinem Arm gezogen wird. Endlich, endlich! Weg mit dem Ding!

Trotzdem will sich keine Erleichterung einstellen. Während mir der Arm verbunden wird, dröhnt es in meinem Kopf, als würde ein Kind darauf Xylophon spielen. Das Geklimper ist allerdings so ein Durcheinander an den unterschiedlichsten Stellen meines Schädels und dermaßen in Dissonanz mit meinem Herzschlag, dass ich am liebsten dagegen anschreien und davonlaufen will. Immer größer wird der Drang, mich zu bewegen, um diesem unangenehmen Gefühl zu entkommen. Ruckartig richte ich mich auf.

»*Senhora?*«

Das Gesicht des Erdmännchen-Portugiesen ist das Letzte, was ich sehe. Es rutscht nach oben weg. Wieso? Das ist komisch. Oder bin ich es, die nach unten sackt?

Von einem Aufprall bekomme ich nichts mit. Alles wird dunkel. Dumpf. Als hätte jemand auf einen Ausschaltknopf gedrückt.

Gebrabbel in einer nervigen Sprache. Warme Hände, die an mir herumzerren, Gestalten, die mich hochwuchten, wohin legen. Ich spüre eine Kippbewegung. Beine hoch, Kopf nach unten.

Was soll das? Was macht ihr mit mir? Ich bin so müde. Lasst mich einfach schlafen. Bitte. Was habt ihr überhaupt in meinem Schlafzimmer verloren? Raus hier! Meine Lider flattern. Ich erspähe Balken über und blaue Fliesen neben mir. Das ist nicht mein Schlafzimmer. Ganz und gar nicht. Wo bin ich?

Und endlich begreife ich: Portugiesisch! Die sprechen Portugiesisch. Ich bin in Évora beim Blutspenden. Und ich bin aus den Latschen gekippt. Oh nein! Wie peinlich kann's eigentlich noch werden?

»Wenn sie nicht endlich zu sich kommt, müssen wir ihr Blut zurückpumpen.« Endlich verstehe ich die Worte um mich herum.

»Nein!«, protestiere ich, besinne mich eines Besseren, schalte auf Portugiesisch um: »*Não!*«, und zwinge mich dazu, die Augen aufzuschlagen. »*Tudo bem*«, richte ich mich an die erste Person, die ich sehen kann. Es ist *Senhor* Erdmännchen, obwohl der gar nicht gesprochen hat. »Beachten Sie mich nicht. Ich werde schon wieder.«

»Nichts da, nichts da! Sie hatten einen Kreislaufkollaps, daher beachten wir Sie sehr wohl«, vernehme ich von hinten. »Kommen Sie erst mal zu sich. Bitte, kann ihr jemand etwas zu trinken bringen?«

»*Aqui, ice tea!*« *Senhor* Erdmännchen, einen dicken weißen Verband am Arm, hält mir einen Becher unter die Nase. »Danach geht es Ihnen wieder gut.«

»Es geht mir gut!«, behaupte ich, danke ihm und nehme einen Schluck. Jemand stützt mir dabei den Nacken. Die Fürsorge ist mir sehr unangenehm, und je länger es dauert und ich dazu verdammt bin, vor aller Augen auf der Liege zu bleiben, desto mehr will ich flüchten. Ich überlege sogar, ob ich mir das Essen sparen solle, um blöde Fragen und bohrende Blicke zu vermeiden. Ein Knurren meines Magens wehrt sich allerdings lautstark gegen diesen Gedanken.

»Was war das?«, meldet sich der Arzt erneut zu Wort. »Haben Sie heute ausreichend gegessen?«

Ich zögere. »Na ja, das Frühstück …«

»Hab ich's mir doch gedacht! Den ganzen Tag nichts Vernünftiges essen und dann zum Blutspenden gehen! Kein Wunder, dass Sie umkippen! Ihre Tage haben Sie vielleicht auch noch?« Ich schüttele den Kopf. »Na, wenigstens was. Versprechen Sie mir eins.«

Alles, wenn Sie mich endlich in Ruhe lassen mit Ihrem Blutdruckmessgerät! »Was soll ich denn versprechen?«

»Tun Sie das nie wieder.«

»Blut spenden?«

Er lacht kurz. »Nein, das tun Sie bitte weiter. Das ist sehr wertvoll und eine große Hilfe für verletzte und kranke Menschen. Aber bitte essen Sie künftig ein paar Stunden vor der Spende, und Sie ersparen sich und uns Helfern schwierige Situationen.«

Ich atme erleichtert durch. Wenn es weiter nichts ist. »In Ordnung. Ich verspreche es.«

Und so dauert bei mir die Prozedur des Blutspendens nicht die angekündigten dreißig Minuten, auch nicht sechzig. Es werden fast neunzig daraus.

»Wie lange denn noch?«, frage ich den Arzt, als er zum dritten Mal meinen Blutdruck überprüft.

Er grinst. »Von mir aus können Sie gehen. Puls und Blutdruck sind in Ordnung. Nehmen Sie sich zu essen und trinken Sie reichlich Kaffee oder Eistee.«

Endlich darf ich aufstehen und dem Locken des verführerischen Dufts nachgeben. Kaum habe ich einen hübschen, von Palmen eingerahmten Hinterhof erreicht, als jemand mit seiner Hand wedelt: *Senhor* Erdmännchen. Zaghaft winke ich zurück.

»Kommen Sie, kommen Sie!« Der Portugiese deutet auf zwei riesige Töpfe. »*Caldo Verde.*« Er präsentiert mir seinen eigenen Teller. »Ein portugiesisches Nationalgericht. Kennen Sie das?«

Ich erkläre, dass ich zwar davon gehört hätte, aber nicht genau wisse, was das sei. Im Grunde ist es mir völlig egal, was es zu essen gibt. Hauptsache, es gibt endlich etwas.

»Vegetarisch hier. Mit Wurst da.« Während er mich über Zutaten und Zubereitung aufklärt, raubt mir das würzige Aroma, das mir in die Nase steigt, beinahe den Verstand. Nur mit Mühe kann ich mich davon abhalten, die anderen Leute zur Seite zu schubsen und mich vorzudrängeln. Die Luft über den Töpfen flimmert, bringt die Palmen dahinter zum Tanzen und mich fast zum Sabbern.

Endlich bin ich an der Reihe, deute auf den Kessel mit der Wurst und lasse mir einschenken.

»Kommen Sie zu mir an den Tisch«, quäkt mir *Senhor* Erdmännchen von seinem Sitzplatz aus entgegen. »Dann können wir über Deutschland reden, während wir diese Köstlichkeit genießen.«

Innerlich seufze ich. Am liebsten wäre ich beim Essen alleine geblieben. Äußerlich zeige ich mein freundlichstes Lächeln. Na ja, es gibt Schlimmere als ihn, zumal ich ihn wahrscheinlich eh nie wiedersehen werde. Ich setze mich zu ihm, der ab und zu einen Löffel Suppe schlürft, die meiste Zeit jedoch über die Abenteuer eines Kollegen seines Bruders in Deutschland spricht.

Von mir aus. Ich nicke ab und zu, lächele höflich und esse *Caldo Verde*. Es ist eine Art Kartoffelsuppe, mit jeder Menge Zwiebeln und Kohlblättern. Für Fleischesser wurden würzig-aromatische Wurstscheiben hinzugegeben, und es gibt frisch gebackenes Baguette dazu, in das ebenfalls Stückchen dieser herrlichen *Chouriço*-Wurst eingebacken waren. Das Leckerste, was ich je gegessen habe.

Lot würde dieses Gericht lieben. Ich spüre, wie mir Tränen in die Augen steigen. Scheiße! Jetzt bloß nicht heulen!

»Ja oder nein?«, schnappe ich eine Frage von *Senhor* Erdmännchen auf und reibe mir die Augen.

»Ja oder nein, was? Entschuldigung. Ich habe gerade nicht zugehört.«

»Das habe ich bemerkt. Die Suppe ist gut, nicht wahr?« Er zwinkert verschmitzt. »Ich habe gefragt, ob Sie morgen zu uns zum Abendessen kommen möchten? Pedro ist an dem Tag auch da.«

»Wer ist Pedro?«

»Na!« Er wedelt mit seinem Zeigefinger vor meiner Nase herum. »Ich glaube, Sie sind immer noch nicht ganz fit, was? Ich sagte bereits, dass Pedro der Kollege meines Bruders …«

»Ja, ja, ja.« Ich nicke. »Morgen zum Abendessen? Bei Ihnen?«

»Pedro spricht ein bisschen Deutsch. Wird bestimmt ein interessanter Abend, und Sie erzählen uns dann, was Sie nach Évora verschlagen hat. Bestimmt die *Capela dos Ossos*, richtig?«

Ich schlucke schwer. »*Capela dos Ossos.* Ja.« Die Knochenkapelle ist in der Tat eine der Sehenswürdigkeiten, die ich ursprünglich mit Lot zusammen besuchen wollte.

Lot, wo bist du? Bin ich dir wirklich so zuwider? Ich hole tief Luft und fasse einen Entschluss. Höchstwahrscheinlich habe ich morgen das Problem mit dem Geld und dem Essen immer noch nicht gelöst. Dieser Kerl hier ist ganz in Ordnung. Also … ja, warum eigentlich nicht?

»Na schön. Morgen Abendessen bei Ihnen, *Senhor* Erd… wie heißen Sie eigentlich?«

»Sérgio.«

»Angenehm, Sérgio. Und vielen Dank für die Einladung. Ich heiße …«

»*Eco*«, vervollständigt er und reißt freudig beide Arme auseinander, was seinen Teller zum Scheppern bringt. »Oh, ohahaha!«

»Woher wissen Sie …«

»Ihren Namen habe ich auf dem Zettel gelesen, den Sie vor der Spende ausgefüllt haben. Lustig, das klingt wie das portugiesische Wort für *Echo*, Widerhall. *OLÁ, ECO! Eco, eco*«, intoniert er, bei der Wiederholung stetig leiser werdend.

»Jaaaa«, maule ich. »Nennen Sie mich bitte …«

»*Eco* ist ja so originell.«

Ich rolle mit den Augen. »Originell hat mich noch niemand genannt.«

»Das Echo, das ohnmächtig wird, wenn es Blut spendet. Ohahaha.« Beim Lachen wackelt seine Nickelbrille so sehr, dass ich fest damit rechne, sie würde in die Suppe plumpsen. Ehrlicherweise würde das zur Abwechslung ich einmal originell finden.

»Lieben Sie Hunde?«, leitet er übergangslos zum nächsten Thema über. »Ich habe nämlich einen wundervollen …«

Jaja, blablabla, grummele ich innerlich. Ob ich tatsächlich zum Abendessen komme, muss ich mir noch einmal gründlichst durch den Kopf gehen lassen.

Proibido

Nach der Spende sitze ich lange Zeit auf einer Parkbank im Schatten eines Baumes. In der Sonne ist es für mich kaum auszuhalten gewesen.

»Puh!« Ich wische mir den Schweiß von der Stirn.

Évora blendet mich. Licht von oben. Von der Seite. Vom Boden. Die weiße Stadt. Dass die Portugiesen sogar den Boden weiß pflastern müssen! Und ihre Häuser … Sie anzuschauen, tut ja fast weh. Nee, Hochsommer ist definitiv nicht die beste Zeit, um hier Urlaub zu machen. Wenn ich wenigstens eine Sonnenbrille hätte! Ich hätte im Herbst kommen sollen. Vielleicht wäre Lot dann noch bei mir. Womöglich ist die Hitze schuld daran, dass ihm die Nerven durchgegangen sind. Es ist sechs Uhr abends und immer noch brütend heiß!

Angestrengt blinzele ich gegen das flimmernde Licht an und widme mich etwas, das nicht weiß, sondern eher grau-beige ist. Hohe schlanke Säulen recken sich ganz in meiner Nähe in den wolkenlosen Himmel, greifen nach ihm, verbinden Himmel und Erde miteinander. Und ich hänge irgendwo dazwischen und weiß nicht mehr, wohin ich gehöre.

»Die Ruine eines römischen Tempels, Diana-Tempel genannt, obwohl er mit der Göttin des Mondes und der Jagd wahrscheinlich überhaupt nichts zu tun hat«, brabbele ich vor mich hin. Ich habe das Gefühl, über etwas reden zu müssen, worüber ich Bescheid weiß, um zu verhindern, dass ich durchdrehe. Auch wenn es bedeutet, Selbstgespräche zu führen und mir den ein oder anderen irritierten Blick eines Passanten einzuheimsen. »Typischer Säulenbau. Aus der Epoche des Augustus. Für politische und religiöse Zwecke genutzt. Alter des Gebäudes: zirka tausendneunhundert Jahre. Länge: fünfundzwanzig, Breite: fünfzehn Meter. Im fünften Jahrhundert nach Christus von den Barbaren zum größten Teil zerstört. Jetzt: Weltkulturerbe der UNESCO und Wahrzeichen der Stadt Évora.« Ich komme mir wie eine Reiseführerin vor, die ihr Wissen auswendig herunterleiert.

Die Säulen weisen am oberen Ende anmutige Blütenverzierungen auf. Ich seufze. Diesen Tempel wollte ich mit Lot zusammen besichtigen.

Das Monument ist mitten in der Stadt, folglich leicht zu finden, und frei zugänglich. Meine Füße haben mich nahezu automatisch dorthin getragen. Nun weiß ich nicht weiter.

Gesetzt den Fall, ich finde jemanden, der mich sein Handy benutzen lässt: Wen könnte ich anrufen? Papa? Heftig den Kopf schüttelnd, wehre ich mich gegen diese Idee. Nein! Er war von Anfang an gegen die Reise. Außerdem meint er eh, ich käme alleine nicht klar – womit er ausnahmsweise gar nicht so unrecht hat. Trotzdem: Den Gefallen tue ich ihm nicht und gebe ihm auch noch recht.

Ineke?, fällt mir meine beste Freundin ein. Sie würde mir garantiert helfen wollen, aber sie ist schwanger. Ich will nicht, dass sie sich aufregt oder gar versucht hierherzukommen, um mich zu retten. Das wäre nicht so gut in ihrem Zustand. Also: Lot noch mal anrufen?

Ich verwerfe den Gedanken sofort wieder. Er wird nicht rangehen. Bedrückt senke ich den Kopf. Wieso liebt er mich nicht mehr? Kann Liebe einfach so vom einen auf den anderen Moment enden? Ich glaube, ohne ihn mag ich mich auch nicht mehr. Was bin ich dann noch?

Ich drücke auf meinem Verband herum, um mich zu spüren. Ein kleiner, pochender Schmerz rebelliert gegen den Druck, und ich genieße das absurderweise. Im Urlaub in Portugal Blut spenden. Ich massiere die Einstichstelle und stöhne. Lot hat mir vorgeworfen, dass ich nur an mich denke. Bin ich so jemand? Eine Egoistin? Bisher hielt ich mich für einen guten Menschen.

Ich lasse von meinem Arm ab und versuche eine Selbstanalyse: Klar, eine Heilige bin ich nicht, aber ansonsten ganz nett. Zumindest nicht willentlich bösartig oder ignorant. Besonders aufmerksam scheine ich leider nicht zu sein, sonst hätte ich bemerkt, dass es Lot mit mir nicht gut geht, und eigentlich habe ich heute bloß Blut gespendet, um Essen zu bekommen. Noch immer schmecke ich die leckere Suppe auf der Zunge und spüre ein wohltuendes Sättigungsgefühl. Habe ich mir das überhaupt verdient?

Ein peitschendes Geräusch hinter mir reißt mich aus meinen Gedanken. Eine Taube hat sich in die Luft erhoben. Ich sehe ihr nach, bis ich sie nicht mehr vom Hintergrund unterscheiden kann.

»Fliegen müsste man können«, brumme ich. »Dann könnte ich einfach nach Lot suchen und mich bei ihm entschuldigen. Stattdessen sitze ich hier und bemitleide mich selbst. Mein einziger Termin: morgen das Abendessen mit *Senhor* Erdmännchen, einem Fremden, dem ich zum Dank nicht einmal ein Geschenk mitbringen kann.«

Sérgio hat mir seine Adresse auf einen Zettel geschrieben, den ich unentschlossen zwischen den Fingern meiner rechten Hand drehe. In der linken halte ich den Autoschlüssel, an dem ich einen kleinen Anhänger befestigt habe: eine Mini-Taschenlampe mit einem roten Herz darauf, das von zwei Händen gehalten wird, ein Dankeschön vom Blutspendedienst. Außerdem habe ich eine Flasche Rotwein bekommen, die nun neben mir auf der Parkbank ruht.

»Trinken Sie heute viel«, hat mir der Arzt geraten. »Ihr Körper braucht Flüssigkeit. Helfen Sie ihm dabei, neues Blut zu bilden.«

»Jawohl, das ist eine sehr gute Idee, *Senhor Doutor*, viel trinken.«

Ich schnippe gegen die Flasche und stelle mir vor, wie ich von außen betrachtet wirken mag: »Eine Irre auf einer Parkbank. Mit einer Pulle rotem Fusel neben sich. Plappert unverständliches Zeug. Das wird lustig, wenn ich die Flasche auf Ex leere. Nach dem Blutspenden bin ich ja gleich betrunken und torkele durch die Gegend. Vielleicht sollte ich etwas Blödes machen. Zum Beispiel Poledance an den Säulen des Diana-Tempels. Haha! Dann würde ich es vielleicht sogar in die Zeitung und ins Internet schaffen. Ein YouTube-Video von mir, das sich viral verbreitet, so oft geklickt wird, dass Lot es mitkriegt ...«

Ich muss trotz des ganzen Elends lachen und ernte erneut einige verwunderte Blicke, die ich mit einem Winken abtue.

Ich spinne lieber im Stillen weiter: Nee. Wahrscheinlich ist es besser, wenn ich den Wein mit dem Rest aus meiner Wasserflasche mische. Möglicherweise finde ich einen Brunnen oder Fluss, aus dem ich mir Wasser zum Verdünnen holen kann. So habe ich eine Art Weinschorle. Nicht unbedingt das Schlechteste.

Ich betrachte den Zettel mit Sérgios Adresse.

Senhor Erdmännchen hat beteuert, dass seine Wohnung gar nicht weit von hier sei und ich mich nicht scheuen solle, mich früher an ihn zu wenden, wenn ich Hilfe benötige. Ich könnte einfach dorthin und … nein. Dankend habe ich abgelehnt und behauptet, mein Hotel sei bereits gebucht und bezahlt.

Wie er mich angesehen hat … Als wisse er, dass ich lüge. Vielleicht sollte ich morgen nicht zu ihm gehen. Ich habe keine Möglichkeit, mich zu duschen. Ich rieche bestimmt fürchterlich. Das kann ich ihm nicht antun. Außerdem: Ich kenne ihn ja gar nicht. Geschweige denn seine Absichten. Vielleicht sollte ich lieber vorsichtig sein. Die Nacht werde ich jedenfalls im Auto verbringen. In einer unauffälligen Seitenstraße.

Ich stehe ächzend auf. Auto, ja. Gute Idee. Wann es hier wohl dunkel wird? Zu früh sollte ich mich auch nicht in den Polo hocken.

Während ich losmarschiere, kehren meine Gedanken zu meinem Mann zurück: Wo Lot jetzt wohl ist? Was macht er? Ist er nach Lissabon gefahren, um von dort aus nach Deutschland zu fliegen? Ob er mich wirklich alleine in Portugal zurücklässt? Ich kann und will es nicht glauben. Er wird zurückrufen, selbst wenn er sich über mich geärgert hat. Ja, ganz sicher. So ist er nämlich. Er lässt niemanden im Stich, der seine Hilfe braucht. Er ist ein guter Mensch. Besser als ich. Viel zu gut für mich. Ja, er wird zurückrufen.

Die Erinnerung an mein Erlebnis auf der Raststätte dämpft meine Hoffnung sofort: Aber ich habe ja mein Handy nicht mehr. Er kann mich nicht erreichen. Vielleicht wird er zur Raststätte fahren. Dort wird ihm meine Helferin vom Diebstahl erzählen und dass ich nach Évora gefahren bin. Neue Hoffnung beschleunigt meine Schritte. Ja! Er wird hierherfahren, und er wird hier nach mir suchen. Wird er zur Polizei gehen? Soll ich dem Beamten eine Adresse geben, wo Lot nach mir suchen kann? Sérgios? Oder soll ich lieber beim Polizeipräsidium auf ihn warten? Auch dort kennt man meine Geschichte. Ich atme tief durch. Das ist überhaupt die Idee! Die Polizei, dein Freund und Helfer. Ich kann diesen netten Beamten mit dem Schnurrbart um Hilfe bitten. Wie hieß der? Pareira? So ähnlich zumindest.

Nach einer Weile erreiche ich meinen Leihwagen und spüre, dass ein Lächeln meine Mundwinkel verzieht. Seltsam, dieser alte Polo fühlt sich fast wie eine Art Zuhause an. Ich streichle sanft seine Motorhaube.

»Hallo, Schrottkiste! Hast du mich vermisst?«

Ich war so stolz, einen Parkplatz im Schatten gefunden zu haben, bevor ich zum Blutspenden ging. Dann heizt es sich nicht so auf, und es wird auch nicht so stickig darin sein, wenn ich mich schlafen lege. Nun stellt sich genau das als großer Fehler heraus.

»Äh.« Ich umrunde den Wagen. »Was hast du denn da?«, frage ich, als erwarte ich eine Antwort vom Fahrzeug. An seinem linken Vorderreifen befindet sich ein leuchtend gelber Gegenstand mit metallenen Streben. »Oh nein! Bitte nicht!«

Obwohl ich so ein Ding nie zuvor gesehen habe, ist mir sofort klar, worum es sich handeln muss: Eine Parkkralle. Wieso?

Ich fahre mir durch die Haare, wirbele um die eigene Achse, schwitze, kämpfe gegen einen Schwindelanfall an, und dann entdecke ich es. Deutlich sichtbar. Keine fünf Meter von meinem Parkplatz entfernt. Ich hätte es sehen müssen! Ich patsche meine Rechte an die Stirn und stöhne. Ein blaues Schild mit diagonalem Balken und Rahmen in Rot verkündet mit weißer Schrift: *Estacionamento proibido.*

»Parkverbot«, übersetze ich und sacke in die Knie. »Ich habe das nicht gesehen. Ich wollte doch nur Blut spenden!« Schon wieder kullern mir Tränen über die Wangen, und unter dem Verband pocht es schmerzhaft. »Das darf nicht wahr sein! Wieviel Pech kann ein einzelner Mensch haben? Wieso muss mir das alles passieren? Was mache ich denn jetzt?«

Mir ist klar, dass ich mit diesem Auto unmöglich wegfahren kann. Ebenso ist mir bewusst, dass ich nicht dazu in der Lage bin, ein Bußgeld zu zahlen, um meinen Wagen freizukaufen. Mehr beiläufig zupfe ich den Strafzettel von der Frontscheibe.

»Achtzig Euro.« Kieksend stecke ich das Papier unter den Scheibenwischer zurück. Ich bin am Arsch. Endgültig. Ohne Bargeld, ohne EC-Karte, ohne Handy, ohne Auto, ohne Mann und ohne Plan. Zur Polizei kann ich jetzt auch nicht mehr. Ich bin ein Verkehrssünder. Ich sitze hier fest. Angespannt schaue ich die Straße hinauf und hinunter. Mein Koffer! Ich kann wenigstens ihn aus dem Auto holen. Noch ist die Luft rein.

Während ich die Tür öffne und mein Gepäck an mich raffe, komme ich mir wie eine Schwerverbrecherin vor. Mein Herz rast. Jede Sekunde rechne ich damit, überführt zu werden. Doch diesmal habe ich ausnahmsweise Glück. Ungestört kann ich die Wasserflasche, die Straßenkarten und meinen Koffer aus dem stillgelegten Auto retten. Ich sperre den Leihwagen ordnungsgemäß ab, stopfe Schlüssel, Wein und allen anderen Kleinkram in den Koffer und fliehe – so schnell es mir mit dem Rollkoffer möglich ist – vom Ort des Geschehens.

Erst als ich schweißgebadet bin, mir die Füße und Knöchel wehtun und ich völlig die Orientierung verloren habe, halte ich inne.

Niemand verfolgt mich. Niemandem ist meine Flucht aufgefallen. Ich habe es geschafft.

Schwer atmend stütze ich mich an eine Hauswand. Inzwischen klebt mir meine rote Bluse wie eine zweite Haut am Körper. Von der Hetzerei ist mir schwindelig geworden, und ich weiß, ich könnte keinen Schritt mehr tun.

In diesem Moment meiner größten Verzweiflung sehe ich *ihn*.

Apocalipse

Ich sehe ihn zwar nur von hinten und in etwa fünfzig Metern Entfernung. Doch unverkennbar für mich sind seine Statur und sein rot-weiß kariertes Hemd. Mein Lieblingsfranke! So habe ich ihn immer genannt, wenn er dieses Oberteil trug, und es geliebt. Wie eigentlich alles an ihm. Wie konnte ich diesen Bruch zwischen uns zulassen? Wie konnte ich zulassen, dass er mich verlässt?

Nur die rote Schirmmütze, die er jetzt aufhat, ist ungewöhnlich. Wahrscheinlich gegen die stechende Sonne, finde ich eine Erklärung.

»Lot!«, schreie ich und wische mir eine letzte Träne aus dem Gesicht. Endlich hat dieser Albtraum ein Ende! Ich zittere vor Erleichterung und rechne fest mit einem Happy End in seinen Armen. Er sucht nach mir. Alles wird gut.

Noch hört er mich nicht. Er steht am Rand einer Straße, wartet darauf, sie überqueren zu können, hat eine Aktenmappe in der Hand und wirkt irgendwie nervös. Weil er mich vermisst, schlussfolgere ich, während ich mich in Bewegung setze. Weil er sich Sorgen um mich macht. Wahrscheinlich tut es ihm furchtbar leid, dass er mich verlassen hat.

Er verlagert sein Gewicht vom einen auf das andere Bein, öffnet seine Mappe, liest darin, schließt sie, kratzt sich am Kopf, klemmt sie sich unter den Arm.

»Looot!« Ich wedele mit den Armen und erhalte prompt eine Reaktion. Leider nicht von Lot, sondern von meinem Koffer. Mein schlampiges Hineinstopfen der beiden Flaschen mit Wasser und Wein, dazu all das andere Zeug, haben dem Ding eine Unwucht verliehen, die sich nun rächt. Der Koffer kippt mir vor die Füße.

»Mist!« Ich bücke mich und stelle ihn wieder auf. Dieser Moment genügt, dass Lot die Straße überquert und hinter einer Gruppe sich lebhaft unterhaltender Menschen verschwindet.

»Warte auf mich!« Ich muss erst einen weißen Kleintransporter passieren lassen, bevor ich ebenfalls auf die andere Seite wechseln kann.

Lot ist indessen auf einem größeren Platz stehengeblieben, dreht den Kopf hierhin und dahin, allerdings nie in meine Richtung. Gleich, gleich bin ich bei ihm! Wieder einmal zieht er seine Mappe zu Rate, als orientiere er sich. Dabei segelt bunt bedrucktes Papier neben ihm zu Boden. Das muss aus seiner Mappe gefallen sein.

Er eilt weiter, ohne es aufzuheben.

»Lot?« Sein Verhalten kommt mir äußerst merkwürdig vor. Er reagiert nicht auf mich. Hört er mich nicht? Rechnet er nicht mit mir? Aber er sucht mich doch? Oder?

Mir wird heiß und komisch zumute, trotzdem lege ich an Tempo zu.

»Lot, hier bin ich!« Ich renne, so schnell ich kann, erreiche die Stelle, an der er das Papier verloren hat. Es handelt sich um einen Prospekt über eine Sehenswürdigkeit. Ich bücke mich, stecke ihn in meine Hosentasche und renne weiter. Beim Versuch, den schlingernden Koffer unter Kontrolle zu bringen, übersehe ich eine alte Frau, kollidiere mit ihr. Schreiend geht sie zu Boden.

Oh nein, bitte!

Die Dame schimpft mit mir, während ich ihr meinen Arm entgegenstrecke. Sie ignoriert mein Hilfsangebot, schreit lieber noch ein paar unverständliche Worte, woraufhin jemand herbeieilt, ihr aufhilft und mich dabei übel beschimpft. *»Impertinência!«*, *»Mal-educada!«* und *»Idiota!«* sind wohl die harmlosesten Beschimpfungen davon. In diesem Moment bin ich recht froh darüber, dass sich mein Vokabular an portugiesischen Flüchen in Grenzen hält. Wer weiß, was der mir alles an den Kopf wirft.

Ich versuche, mich zu entschuldigen. Keine Chance. Die beiden lassen mich nicht zu Wort kommen.

»Turista!«, blafft die *Senhora*. Die zwei trollen sich grummelnd davon, und ich kann mich endlich auf Wichtigeres konzentrieren.

»LOT!«, rufe ich erneut über den Platz. »WO WILLST DU HIN?« Ich habe ihn aus den Augen verloren. Ist er in eine Seitenstraße abgebogen? In eines der Gebäude gegangen?

Eine Weile haste ich ziellos umher, in der Hoffnung, ihn ausfindig zu machen. Ohne Erfolg. Meine Lider zucken.

»So ein Mist!« Ich finde eine Parkbank, verpasse meinem Koffer einen unsanften Stoß, der ihn unter die Bank befördert, und setze mich.

Hätte ich dieses Drecksding im Auto gelassen, wäre ich viel schneller vorwärtsgekommen und nicht an diese Schreckschraube geraten. Alles wäre gut. Lot und ich würden uns aussprechen, wieder in den Armen liegen, gemeinsam ins Hotel gehen und …

Meine Gedanken stocken. Und wenn er es doch nicht gewesen ist? Lot hätte auf mein Rufen reagiert. Er wäre nicht vor mir davongelaufen. Er hat keine rote Schirmmütze. Damit würde er sich seine blonden Locken plattdrücken. Ich muss mich getäuscht haben. Das war einfach jemand, der ihm ähnlichsah, ein ähnliches Hemd anhatte.

Schon bin ich mir nicht mehr sicher, ob er überhaupt ein rot-weiß kariertes Hemd getragen hat. Es könnte genauso gut ein T-Shirt gewesen sein. Gestreift, getupft vielleicht. Das kann ich aus der Entfernung überhaupt nicht erkannt haben. Wahrscheinlich habe ich in diesem Mann nur Lot gesehen, weil ich ihn so sehr vermisse und an nichts anderes mehr denken kann.

Ich schnappe nach Luft angesichts der Brutalität einer weiteren Erkenntnis: Lot sucht gar nicht nach mir! Wieso sollte er? Er hat mich verlassen, weil ich eine blöde Kuh bin. Er liebt mich nicht mehr. Er hasst mich. Es ist ihm egal, wie es mir geht. Gar nichts wird gut. Mein Leben ist ein Scherbenhaufen!

Ich stelle meine Füße auf die Bank, umschlinge meine Knie mit beiden Armen und wippe eine Weile vor und zurück, bis mich leise Schritte und das Rascheln von Kleidung den Kopf heben lassen. Eine Frau legt etwas auf meinen Koffer, der unter der Parkbank hervorlugt, nickt mir zu und geht wortlos fort.

»Hä?« Ich blinzele ein, zwei Tränen aus meinen Wimpern und klaube schließlich etwas von meinem Gepäckstück. »Was soll das denn?« Die Frau hat mir eine Zwei-Euro-Münze auf den Koffer gelegt.

Wieso gibt die mir Geld? Ich schaue an meinem Körper herab, mache Bestandsaufnahme: Die Hose ist schmutzig, mein Knie hat eine Schramme. Blut ist an der Wade nach unten gelaufen. Ich habe meine Haare zerzaust ... der Koffer, meine Körperhaltung – die hat gedacht, ich sei eine Obdachlose.

»Oh!« Ich ziehe den Koffer unter der Bank hervor, öffne den Reißverschluss und finde meinen Kulturbeutel mit Bürste, Nagelfeile, Pflaster und so weiter. Dabei stelle ich fest, dass das Täschchen offen ist.

Meine Fresse! Sogar meine Hygieneartikel hat der Raststätten-Dieb durchwühlt. Was hat er sich davon versprochen? Den goldenen Tampon zu finden, oder was? Das ist echt nicht mehr normal! Aber was ist schon noch normal in meinem Leben? Nichts. Gar nichts.

Die Zwei-Euro-Münze packe ich vorne ins kleine Fach am Koffer. Telefongeld oder fürs Frühstück morgen. Vielleicht reicht es sogar für ein trockenes Brötchen samt Espresso. Ich kralle meine Siebensachen und verziehe mich damit in den Park. Hinter dem Gebüsch dort drüben bin ich ungestört, wenn ich mich wieder in einen Menschen verwandle.

Tatsächlich fühle ich mich besser, nachdem ich mich umgezogen, gekämmt und mit Deo eingesprüht habe. Erneut nehme ich auf meiner Parkbank Platz, um eine Weile nachzudenken.

Im Freien übernachten? Oder Sérgio um Hilfe bitten? Zur Polizei gehen, mich stellen? Diesem Pereira alles erklären? Papa anrufen? Ich spiele mehrere Möglichkeiten durch. Keine davon gefällt mir besonders. Bald wird es dunkel. So langsam müsste ich mich entscheiden.

Mir fällt der Prospekt ein, den der Pseudo-Lot verloren hat, und ziehe noch einmal kurz meine schmutzige Hose aus dem Koffer, in deren Tasche das Faltblatt steckt.

»*Igreja de São Francisco*«, lese ich und spähe über den Rand des Papiers hinweg, wo sich mir das Gebäude in all seiner realen Pracht darstellt. »Das ist die Kirche, in der sich die Knochenkapelle befindet.«

Ich überfliege ein paar der portugiesischen Sätze im Prospekt, kann mich aber nicht auf ihre Bedeutung konzentrieren. Mein Blick wandert zwischen den Fotos und dem Gebäude hin und her.

Und wenn es trotzdem Lot gewesen ist, und er ist in diese Kirche gegangen, weil er mich darin vermutet? Denn wo sucht man eine Echo Carmen Köhler? Bei einer Sehenswürdigkeit. Denkt er von mir, ich fahre mit dem Besichtigungsprogramm einfach ohne ihn fort?

Ich drehe den Prospekt um. Auf der Rückseite, diagonal über ein Foto von der *Capela dos Ossos* verlaufend, fallen mir etliche nebeneinander aufs Papier gekrakelte Punkte und Striche auf. Hat das ein Kind gemacht? Oder hat jemand seinen Kugelschreiber ausprobiert? Lot war das ganz sicher nicht. Er ist ein ordentlicher Mensch. So ein Geschmier macht er nicht.

Wieder sehe ich zum Gebäude hinüber. Eine weiße Kulisse, vor der sich eine Gruppe Menschen tummelt. Vom Prospekt weiß ich, dass um neunzehn Uhr ein Gottesdienst stattfinden wird. Meine Armbanduhr verkündet mir, dass es gleich soweit ist.

»Na schön. Dann gehe ich eben in die Kirche. Ich habe eh gerade nichts Besseres zu tun.« Ich stehe auf und – »He!« – kann gerade noch rechtzeitig beiseite springen, als ein Fahrzeug knapp an mir vorbeirauscht, mit zwei Reifen über den Bordstein rumpelt, bevor es wieder komplett auf der Straße aufsetzt.

Ich taumele rückwärts und taste nach meiner Bank. Noch bevor ich wieder sitze und der Kleintransporter hinter der nächsten Ecke verschwinden kann, fällt mir auf dessen Heckscheibe ein Schriftzug in flammend roten Buchstaben auf: APOCALIPSE.

Ich brauche einen Moment, um mich vom Schock zu erholen.

»*Tudo bem?*«, erkundigt sich ein Passant. Ich nicke zerstreut, schmiege meinen Kopf in beide Handflächen und lasse ihn so auf meine Knie sinken. Ich muss ein jämmerliches Bild abgeben.

Boah, war das knapp!

Der hilfsbereite Portugiese hakt nach, ob ich wirklich okay sei. Ich bejahe, wimmele ihn ab, will mit meinen Überlegungen gerade alleine sein.

APOCALIPSE. Ich reibe mir die Schläfen, hinter denen ich ein unangenehmes Pochen spüre. Dieses Wort stand auch auf dem Kleintransporter bei der Raststätte. Dessen bin ich mir zu hundert Prozent sicher. Ich konnte mir die Buchstaben lange genug anschauen, während mein Unfallgegner gegen mich wetterte. Von dem Fahrer oder der Fahrerin des weißen Frachtwagens hingegen hatte ich zu keinem Zeitpunkt etwas gesehen. Ob es mehr solche Fahrzeuge mit dieser Aufschrift gibt? Oder handelt es sich gar um dasselbe? Gehört es zu dem Kerl, der mich ausgeraubt hat? Und was war das eben? Ein Attentat auf mich? Wieso? Und wo ist der Kleintransporter so schnell hergekommen? Ich schüttele mich. APOCALIPSE ... bestimmt ist es die portugiesische Schreibweise für das Wort Apokalypse.

Obwohl es immer noch recht warm ist, zieht eine Gänsehaut über meinen Rücken. Ich glaube, diese Aufschrift von irgendwoher zu kennen, und zwar von einer Situation *vor* meinem Aufenthalt auf der Raststätte. Oder bilde ich mir das nur ein?

»Herrgott!« Ich zupfe so lange unbewusst an meinem Daumennagel herum, bis er einreißt. »Aua! Sag mal, wie bescheuert bist du eigentlich, Carmen?«, ärgere ich mich über dieses kindische Verhalten und versuche, den Schaden am Fingernagel so gering wie möglich zu halten, indem ich das abstehende Stück abknabbere, damit es nicht weiter einreißen kann.

APOCALIPSE.

Weltuntergang? Wer schreibt sich so was aufs Fahrzeug? Soll das der Name einer Firma sein? Aber womit sollte so eine Firma handeln? Ich jedenfalls würde nichts von einer kaufen, die Weltuntergang heißt. Eventuell könnte es der Transporter einer Sekte sein, die auf den Weltuntergang wartet.

Das Pochen in meinem Kopf wird stärker, mein Daumen tut weh, und ich stöhne.

So ein Blödsinn! Das muss für was anderes stehen. Vielleicht ein wenig originelles Wortspiel. Heißt *der Pokal* auf Portugiesisch vielleicht *a pocal?* Nein, ich denke, das heißt *a copa. A poça* bedeutet *die Pfütze* oder *Lache*. Und ist *Lipsia* nicht portugiesisch für *Leipzig?* Hm, was bitteschön soll Leipzig auf einem portugiesischen Kastenwagen? Oder die Leipzig-Pfütze? Das ist alles Quatsch mit Soße! Lipse. Lapsus. Fehler. Fehltritt. Ellipse? So was kommt ebenso wenig in Frage. Kein Wortspiel. Vielleicht ist es ja der Name einer Musikgruppe?

Sonore, helle Kirchenglocken reißen mich aus meinen Grübeleien.

Ich fürchte, dieses Rätsel werde ich heute eh nicht mehr lösen. Wahrscheinlich ist trotzdem alles Zufall gewesen. Außerdem: Ich wollte doch in die Kirche gehen. Vielleicht kommt ja dort die Erleuchtung.

»Na schön. *Vamos*!«

Eco

Es fällt mir schwer, dem Gottesdienst in der fremden Sprache zu folgen. Klar, der Ablauf der Liturgie ist mir als Katholikin sehr wohl vertraut, intuitiv weiß ich, wann ich aufzustehen oder mich hinzuknien habe, um nicht aufzufallen. Sogar die Stellen, an denen von der Gemeinde erwartet wird, dass sie den Worten des Pfarrers etwas entgegnet, decken sich mit der Struktur der Messen, die ich aus Deutschland kenne. Was allerdings genau auf Portugiesisch gesagt werden muss, weiß ich nicht. Ich ziehe es daher vor, mit gesenktem Kopf leise die entsprechenden deutschen Texte zu murmeln. Die andere Sprache scheint keiner zu bemerken. Selbst das anfängliche Interesse mancher an dem wuchtigen Koffer neben mir, der Frau, die ganz alleine in der hintersten Bank hockt, ist inzwischen abgeflaut. Ich werde zu einer von vielen, die mehr oder weniger aufmerksam den Worten des Pfarrers lauschen.

Die portugiesischen Kirchgänger kommen mir insgesamt frommer, ja: inbrünstiger vor als diejenigen, die ich von daheim kenne. Manch einer singt so passioniert und wohlklingend bei den Liedern mit, dass der Zusammenklang aus ihren Kehlen wie die Darbietung eines jahrelang gemeinsam probenden Chors wirkt.

Zwar habe ich früher im Kirchenchor gesungen und gröle gern bei den aktuellen Hits im Radio mit, aber so gut wie die hier kann ich nicht singen, obwohl ich mit Zweitnamen Carmen heiße …

Unvermittelt fühle ich mich in meine Vergangenheit gerissen.

»Wieso habe ich so einen bescheuerten Namen, Papa? Ist dir nichts Besseres eingefallen? Wolltest du mir das Leben versauen?« Mein etwa zehnjähriges Ich stampfte mit dem Fuß auf.

»Liebes …« Papa streckte seine Arme nach mir aus. »Du bist etwas ganz Besonders. Daher brauchte ich einen besonderen Namen für dich.«

»Echo heißt kein Mensch! Die Jungs in meiner Klasse lachen mich aus. Ich will Carmen heißen. CARMEN! So wie Mama geheißen hat.«

Er schaffte es nicht, mich an sich zu drücken, weil ich ihn wegschubste. Dabei fiel mir auf, dass seine Augen feucht glitzerten. Das verwirrte mich, und ich ließ mich auf das Sofa plumpsen, wo ich an meinem T-Shirt-Saum herumnestelte.

»Mein Liebes, du erinnerst mich auch so ständig an sie.« Seine Hände fanden meine, schlossen sie in seine und streichelten nacheinander jeden meiner Finger. Mein Widerstand schmolz dahin. *Ich habe meinen Papa lieb. Ich will nicht, dass er weint.*

»Wenn du mich anlächelst«, fuhr er fort, »mich aus deinen großen dunkelbraunen Augen anschaust, die Musterung darin, die feinen Linien, wie aus flüssigem Karamell. So süß, und wie du gehst und lachst und oh, deine zarten Hände …« Papa stockte, schaute eine Weile an die Decke, als sähe er dort etwas ganz anderes. Seine Lippen lächelten, zitterten dabei leicht. »Du bist wie sie, mein Schatz.« Er senkte den Kopf, und ein tränennasser Blick traf mich. »Weißt du, was ihr Name bedeutet?«

»Lied«, antwortete ich. »Das hat mir mein Lehrer verraten.«

»Genau. Deine Mutter war mein Lieblingslied. Der Soundtrack meines Lebens. Und sie ist weg. Für immer. Aber ich kann sie, ihr Lied, noch hören. Und das wegen dir. Du ähnelst ihr so sehr, bist eine Miniaturausgabe von ihr. Bereits als Baby warst du das. Durch dich ist sie noch da. Durch dich klingt ihr Lied nach. Du bist sozusagen das Echo von ihr.«

»Aber Papa …« Ich suchte nach den richtigen Worten. »Ich möchte kein Echo sein. Weißt du, was ein Echo ist?«

Sicher wusste er das, doch er sah mich abwartend an, wohl neugierig auf die Erklärung einer Grundschülerin.

»Ein Echo ist ein Widerhall, an einer Felswand, zum Beispiel. Jemand ruft was, und das Echo wiederholt es. Es babbelt nur nach, bis es verstummt. Ein Echo ist eine Stimme ohne eigene Meinung. Ich bin so was nicht, Papa. Ich habe eine eigene Meinung. Ich will nicht nur nachbabbeln. Ich will selber ein Lied sein und so heißen. Keine Angst. Ich will Mama nicht ersetzen. Das kann ich eh nicht. Mama ist und bleibt dein Lied Nummer eins. Lass mich einfach Lied Nummer zwei sein, ja? Carmen, die Zweite. Das hält Mama meiner Meinung nach viel mehr in Ehren als so ein blödes Echo, oder?«

»Widerhall, in Ehren halten, Lied Nummer zwei ...« Papa schniefte und lächelte mit zuckenden Lippen. »So große Worte von einem so jungen Menschen.« Er strich mir liebevoll über die Haare. »Natürlich bist du eine Stimme mit einer eigenen Meinung. Du bist viel stärker als ich. Immer schon gewesen. Genauso wie deine Mama. Sie war so tapfer, selbst während sie kurz nach deiner Geburt im Ster...« Er räusperte sich. »Na schön. Wenn es dir so viel bedeutet, mein Kleines, soll ihrer eben dein Zweitname sein, aber bitte, *bitte* nimm es mir nicht übel, wenn ich dich weiter Echo nenne, ja? Ich kann einfach niemand anderen Ca... du weißt schon rufen. Das kann ich nicht. Das verstehst du doch, oder?«

Seit diesem Tag habe ich ihn ein bisschen besser verstanden. Trotzdem mag ich meinen Erstnamen nicht. Er ist und bleibt schrecklich. Ich muss endlich mal zum Landratsamt und diesen blöden Namen aus meinem Pass tilgen.

Ich wische mir eine Träne von der Wange. Der Gesang der Gemeinde in Évora berührt mich auf eine Weise, wie ich es selten erlebt habe.

Ob das meiner Situation geschuldet ist?

Während der Predigt hänge ich weiter meinen Gedanken nach: Echo und Narziss. Die beiden tragischen Figuren aus der griechischen Mythologie. Echo, die in den Schönling Narziss verliebt ist. Der vor lauter Selbstliebe nicht merkt, dass sie ihn über alles liebt. Jede Menge Missverständnisse sorgen dafür, dass beide nie zusammenkommen. Echo wurde von der Göttin Hera ihrer Sprache beraubt, zur Strafe für ein schlimmes Vergehen. Bin ich auch verflucht? Eine Art moderne Echo? Was ist *mein* Vergehen? Dass ich nicht merke, wie es den Menschen um mich herum geht? Dass Menschen meinetwegen leiden? Die griechische Echo ist auf ewig dazu verdammt, nur die letzten Worte von jemand anderem wiederholen zu können. Ihre einzige Art der Kommunikation.

Eine völlig neue Idee schiebt sich zwischen meine Überlegungen: Bin ich deshalb Historikerin geworden? Ich wiederhole bloß, was längst vergangene Generationen hinterlassen haben?

Ich kratze mir nachdenklich die Stirn, bevor ich zu den Parallelen zwischen den Figuren aus der griechischen Mythologie und meiner Biografie zurückkehre: Narziss, oder bei mir eben Lot, ist mein Liebling, der mir sagt: »Ich verlasse dich.«

»Verlasse dich«, antworte ich, das Echo, darauf. Was anderes sagen, oder ihn gar davon abhalten, kann ich eh nicht.

Narziss-Lot, der nur eine Möglichkeit sieht: »Ich muss abhauen!«

»Abhauen!« Das Einzige, was ich dazu sagen kann.

»Zusammensein geht nicht!«

»Geht nicht!«

»Richtig reden kann ich mit dir nicht.«

»Mit dir nicht!«

»Ich muss fort!«

»Fort! Fort!«

Und fort ist er, Narziss-Lot, um lieber sein Spiegelbild anzuschmachten, nur weil ich unfähig bin, mich vernünftig auszudrücken und ihm mitzuteilen, was er mir bedeutet.

Aber ... Ich schüttele mich. Nein! Lot hat mit Narziss überhaupt nichts zu tun. Von wegen selbstverliebt. Ganz im Gegenteil! Wenn, dann bin *ich* das. Ich bin schuld, dass er abgehauen ist. Und dieser Mann, der den Prospekt verloren hat ... Ich berühre meine Hosentasche. Er ist nicht in der Kirche. War wohl irgendein Tourist, der woandershin gegangen ist. Keiner der Anwesenden ähnelt meinem Lot auch nur im Geringsten. Wieso sollte er an einem portugiesischen Gottesdienst teilnehmen? Er spricht ja noch weniger Portugiesisch als ich. Für ihn ist das hier gar nichts. Vielleicht ist er ja bereits in Deutschland und fordert die Scheidungspapiere an.

Nebenbei betrachte ich den opulenten Goldschmuck der Seitenaltäre.

»... eco das nossas ações«, beendet der Pfarrer einen Satz.

Eco? Ich fahre vor Schreck zusammen, atme laut hörbar ein. Für mich hat es sich angefühlt, als hätte der Pfarrer direkt zu mir gesprochen. Eine Dame in der Bank vor mir dreht sich zu mir um.

Die denkt bestimmt, ich bin während der Predigt eingeschlafen und erst jetzt aufgeschreckt. Ich setze mich aufrechter hin und gönne den Worten des Pfarrers fortan meine vollste Aufmerksamkeit.

Ich ärgere mich über mein mangelndes Portugiesisch-Talent. Aus dem, was ich verstehen kann, reime ich mir den Rest der Predigt zusammen. Natürlich geht es weder um mich noch um mein Namenspendant aus der griechischen Mythologie. In diesem Fall bedeutet *Eco* tatsächlich einfach bloß *Echo*.

Der Pfarrer fährt fort: »Wie uns unsere Mitmenschen begegnen, ist oft das Echo unseres eigenen Verhaltens. Das heißt: Wenn du garstig zu deinem Gegenüber bist, reagiert dieses höchstwahrscheinlich ebenfalls grimmig. Wenn du deinem Nächsten allerdings Gutes tust, widerfährt dir ebenfalls Gutes«, und so weiter und so fort.

Ich bin mir in diesem Moment nicht schlüssig, ob ich das glauben kann, und hadere so richtig mit mir, als der unvermeidliche Klingelbeutel mich erreicht. Oh, nein! Daran habe ich überhaupt nicht gedacht. Erwartungsvoll hält ihn mir eine ältere Dame entgegen.

Ich habe nur eine einzige Münze. Zwei Euro, die ich zum Telefonieren oder Frühstücken brauche. Sonst hab ich nichts. Es war ein Fehler hierherzukommen. Ich bin so blöd!

Ich spüre die Blicke der anderen und habe keine Wahl. Ich muss Geld spenden, andernfalls werde ich unangenehm auffallen. Daher öffne ich den Reißverschluss vorne an meinem Koffer, ziehe die einzige Münze hervor, die ich besitze – und lege sie ins Körbchen zu den anderen. Wie gewonnen, so zerronnen. Ich kann sie leise klirren hören, als sie sich zu ihren Artgenossen gesellt. Na, hoffentlich zählt das als gute Tat, die mir mit einer weiteren guten Tat vergolten wird …

Die Messdienerin nickt mir freundlich zu. Ich hingegen muss mich beherrschen, nicht laut mit den Zähnen zu knirschen.

Zum Schluss des Gottesdienstes lässt der Pfarrer ein paar Fragen durch den Raum schweben: »Was wirst du tun? Wenn dich jemand anschreit: Schreist du zurück oder schlichtest du den Streit? Wenn jemand beleidigt ist deinetwegen, schmollst du ebenfalls, oder versuchst du es nochmal anders? Bleibst du ein Echo, oder machst du den Unterschied? Wenn du nicht weißt, wie das geht: Flüchtest du oder suchst du nach Antworten in deiner Kirche?«

Seine Worte hallen nach, werden zum Echo in meinem Kopf, und während ich träge den anderen zum Ausgang folge, ohne Ahnung, wie es mit mir weitergehen soll, habe ich eine verrückte Idee.

Wo soll ich übernachten?

Übernachten.

Suchst du nach Antworten in deiner Kirche?

In deiner Kirche.

Ja! Das mache ich! Ich übernachte in dieser Kirche!

Ich entdecke ein Hinweisschild mit »*Casa de banho*«, verziehe mich in den Schatten einer Wand, tue so, als suche ich nach einem Gegenstand in meiner Tasche, und als die Luft rein ist, husche ich durch die Tür, die glücklicherweise nur angelehnt ist, bemühe mich, so leise wie möglich zu sein und sperre mich in einer der Toilettenkabinen ein. Ich hocke mich im Schneidersitz auf den zugeklappten Toilettendeckel, lege den Koffer auf meine Beine und rutsche bis an die Wand. Das ist recht unbequem, und ich hoffe inständig, dass ich so nicht allzu lange ausharren muss. Ich habe Glück. Tatsächlich betritt nur wenig später jemand den Raum. Die Person benutzt keine der Toiletten. Sie inspiziert lediglich die Räumlichkeit.

Die Reinigungskraft. Sie klopft an meine Tür. Ich halte die Luft an.

»*Olá?*« Nochmaliges Klopfen und auf Portugiesisch: »Ist hier jemand?«

Ich darf jetzt kein Geräusch machen.

Ich höre Kleidung rascheln, sehe, dass sich ein Schatten vor dem Spalt unter der Kabinentür bewegt. Sie sieht wohl nach, ob dort Füße auf dem Boden stehen. Nachdem dies nicht der Fall ist, steht sie auf, knipst das Licht aus und zieht von dannen.

Sie geht sicher davon aus, dass die Tür aufgrund irgendeines Defekts von außen verschlossen worden ist. Dennoch warte ich geduldig, lausche, wie sich die Schritte entfernen und das Kirchentor ins Schloss fällt.

Es wird so still um mich herum, dass ich das Klopfen meines Herzens und meinen tiefen Atem hören kann. Lange sitze ich so, wage nicht, Unruhe in die Dunkelheit zu bringen, bis mir mein rechter Arm einzuschlafen droht.

Der Verband! Die vier Stunden sind längst um. Ich kann ihn abnehmen. Ich lasse meine Beine langsam nach unten gleiten und warte einen weiteren Moment ab. Minuten dehnen sich in die Länge, schlurfen, schleichen, schleppen sich an mir vorbei. Bis sich meine Blase meldet.

Ein Blick auf das leuchtende Zifferblatt meiner Armbanduhr: Halb zehn. Wenn bis jetzt niemand gekommen ist, kommt auch keiner mehr. Ich bin alleine. Praktisch, dass es hier sogar eine Toilette gibt – und dass ich vom Blutspenden eine Taschenlampe bekommen habe. Darauf gönne ich mir gleich einen kräftigen Schluck Rotwein!

Nachdem ich also die Toilette benutzt, meinen Verband abgenommen und mir im Spiegel zugeprostet habe (»*Saúde*, Carmen, du Kirchenbesetzerin!«), kralle ich mir meinen Koffer und den Schlüsselbund mit der Taschenlampe und verlasse kichernd das *Casa de banho.*

Am besten übernachte ich wohl in der Kirche selbst. Zwei Euro. So betrachtet recht günstig für dieses exquisite Hotel.

»Hicks! Oh!« Ich lasse den Koffer kurz los und halte mir erschrocken die Hand vor den Mund, da mir mein Schluckauf unnatürlich laut vorkommt.

War wohl keine so gute Idee mit dem Wein. Ich wollte ihn eigentlich – »Hicks!« – mit Wasser verdünnen. Aber das Leitungswasser in Portugal schmeckt so scheußlich nach Chlor, dass ich ihn lieber pur getrunken habe. Na ja. Egal. Ich lege mich eh gleich schlafen. Ich werde schlafen wie ein Stein! Und bis morgen früh – »Hicks!« – bin ich eh ausgenüchtert. Gott sei Dank sieht mich keiner so. – »Hicks! MAAANN! Das nervt!« – Wie viel Prozent dieser Wein wohl hat? Der haut ganz schön rein. Und das so schnell. Alles dreht sich.

»Hicks! Uaaah!«, gähne ich und erfreue mich am Hall meiner Stimme. Die Kirchbänke sehen gemütlich genug aus. Ich kann mir Kleidungsstücke aus dem Koffer nehmen und als Kopfkissen benutzen.

Ein Geräusch unterbricht mich beim Pläneschmieden. Es ist ein Wispern und kommt von hinter mir. Erschrocken wende ich mich um.

»Hicks?«

Der Koffer kippt. Der Haltegriff verursacht ein lautes Klacken, das mich erneut zusammenfahren lässt. Scheiße, was war das?

»Hicks!« Das mickrige Licht meiner Lampe zuckt mal hierhin, mal dorthin, berührt ein kunstvolles Gemälde, betatscht die Oberfläche eines Möbelstücks und gleitet über Marmorsäulen hinweg, aber es findet niemanden, der sich mir genähert hat.

Ein Luftzug? Ich atme ein paar Mal tief durch, unterbrochen von zwei-, dreimal »Hicks!«, und warte mit klopfendem Herzen.

Stille.

Schweigen.

Nichts.

»Hicks!« Der Lichtkegel der Taschenlampe wandert unruhig über die nähere Umgebung, findet erneut die Marmorsäulen, die ein Portal flankieren. Ein eisernes Gitter, das jedoch nicht bis zur Decke reicht, verhindert, dass ich hindurchgehen kann. Das Licht findet den oberen Rand des Torbogens, an dem eine Aufschrift angebracht ist.

NÓS OSSOS QUE AQUI ESTAMOS, beginne ich zu lesen und schwanke. *Wir Knochen, die hier sind …* Tatsächlich! Der Eingang in die Knochenkapelle. Es überfällt mich eiskalt.

Der Lichtstrahl ruckelt, führt ein Eigenleben, berührt mal den einen Buchstaben, mal den anderen, turnt über die metallenen Streben des Tors hinweg, streckt seinen Leuchtfinger ins Innere.

»*Eeecooo*«, vernehme ich ein Wispern, das eindeutig aus der Knochenkapelle kommt.

»AAAH!« Mein Schrei gleitet in die Kapelle hinein, hallt nach: »Aaah! Ah!« Ich verliere die Beherrschung. Schatten zucken durch die Halle, greifen nach mir.

Die Säulen und Wände schwanken, verhöhnen mich. Ihre Konturen sind in dem schummrigen Licht nur noch vage zu erkennen. Mir ist schlecht vor Angst, und mit einem

Pulsschlag, so heftig, dass ich denke, er zertrümmere mir meine Trommelfelle von innen, haste ich ohne Koffer zum Haupttor der Kirche, rüttele an ihm, finde es verschlossen vor.

Natürlich ist es verschlossen. Ich habe mich einsperren lassen, wollte hier übernachten. Blöde Idee, Carmen! Saublöde Idee!

Ich weiß mir nicht anders zu helfen, renne zurück zur Toilette, fliehe in die gleiche Kabine wie zuvor, sperre mich ein, schalte die Taschenlampe aus und halte die Luft an, um zu lauschen, ob ich verfolgt werde.

Außer meinem rasenden Herzschlag kann ich nichts hören. Erst als mir die Lungen schmerzen, das Herz so laut und qualvoll bis hinauf in meine Ohren dröhnt und ich denke, der Schädel wird mir zerbersten, gebe ich nach. Ich ringe nach mehr Atem, keuche, bibbere, kreuze meine Arme vor der Brust, wimmere wie ein kleines Kind, bis ich mich allmählich in den Griff bekomme und dazu zwinge, mich ruhig zu verhalten.

Er darf mich nicht hören. Er darf mich nicht finden.

Portugal, 14. August

Ossos

Er darf mich nicht finden …

Wen ich mit »Er« meine, weiß ich selbst nicht. Was ich hingegen weiß, ist, dass ich bei meiner Flucht sehr viel Krach gemacht habe, und wenn dort ein »Er« wäre, würde er wohl längst ahnen, wo ich mich versteckt halte, und nicht länger zögern.

Aber es kommt niemand.

Da ist keiner. Ich habe mir das alles eingebildet. Scheiß-Alkohol! Nie mehr Alkohol so kurz nach einer Blutspende!

Trotz dieser Einsicht fühle ich mich lange, lange Zeit nicht dazu in der Lage, die Toilette zu verlassen. Erst als die Zeiger meiner Uhr auf die Zwölf rücken und mir in der Dunkelheit als viel zu hell erscheinen, wage ich es, mich zu regen. Mir sind längst die Pobacken eingeschlafen. Aber wenigstens hat der Boden endlich aufgehört zu schwanken.

Ich bewege mich leise, versuche das Kribbeln in meinem Po zu ignorieren, knipse die Taschenlampe an und lausche. Da ist wirklich keiner. Ich bin so ein Feigling. Drehe völlig durch, wenn ein Luftzug durch ein altes Gebäude zieht …

Ich richte mich auf und streiche mir die Kleidung glatt. Unter der Bluse spüre ich den vertrauten Anhänger meiner Halskette: meinen Ehering. Ich ziehe ihn hervor, halte den Strahl der Lampe darauf und streichle das Schmuckstück zärtlich.

Ja, ich weiß: Eheringe trägt man eigentlich am Ringfinger der rechten Hand. Aber bei mir ist eben alles ein bisschen anders.

In diesem Moment frage ich mich ernsthaft, ob das womöglich einer der Punkte ist, weswegen Lot mich verlassen hat.

Mich stört es einfach, wenn ich was am Finger stecken habe. Dann kann ich nicht frei hantieren. Dass ich den Ring als Anhänger unter der Kleidung trage, hat nichts mit mangelnder Wertschätzung zu tun. Im Gegenteil!

»So trage ich ihn immer ganz dicht an meinem Herzen«, habe ich zu Lot gesagt, und von ihm war nie ein Wort des Protests gekommen.

Bei ihm steckt der Ring seit der Hochzeit allerdings ganz traditionell, für jeden sichtbar, am Finger.

»Du trägst ihn wie ein Statussymbol«, habe ich mich über ihn mokiert. »Nutzt jede Gelegenheit, ihn anderen zu zeigen.«

»Sollte ich etwa nicht damit angeben?« Er hat fast empört geklungen. »Ich bin sooo stolz darauf, mit dir verheiratet zu sein, meine Dahlie. Das darf ruhig jeder sehen.«

Ob er ihn jetzt noch am Finger trägt? Ich seufze. Die Erinnerungen an unsere Hochzeit sind gerade so lebendig und scheinen gleichzeitig dermaßen weit weg, dass es schmerzt. Wie lange schleppt Lot das mit sich rum? Wie lange hat er gehadert, bis er diesen Schritt gegangen ist und sich von mir getrennt hat? Hätte ich es verhindern können?

Angespannt atme ich ein und gepresst wieder aus. Mir brennen die Augen, und der Kummer, den ich vergebens hinunterzuschlucken versuche, schnürt mir die Kehle zu. Von allen unglaublichen Dingen, die mir in den letzten vierzehn Stunden widerfahren sind, bleibt die Trennung von Lot unübertroffen. Das Schlimmste, was mir je passiert ist. Ich bin mir seiner Liebe so sicher gewesen, habe sie als Selbstverständlichkeit betrachtet. Das war wahrscheinlich mein größter Fehler. Ich habe nie genug wertgeschätzt, was ich an ihm hatte. Ich will ihn wiederhaben!

Ich berühre die Gravur im Inneren des Ringes.

Echolot, steht da und: *Für immer eins.*

Tja, von wegen. Ich drücke meinen Daumen auf den grauen Stein in der silbernen Fassung, spüre seine Vertiefungen und Wölbungen, schließe die Lider und denke an den schönsten Tag in meinem Leben.

»Carmen, mein Edelstein. Weder Diamant noch Rubin, noch Gold, noch Silber können so wertvoll sein, wie du es für mich bist.« Lot steckte mir den außergewöhnlichsten Ehering an den Finger, den ich je gesehen hatte: Er schimmerte silbern, ja, aber er wirkte eher wie aus Edelstahl oder Aluminium gefertigt denn aus Silber. Das Auffälligste war der Stein, der in einer simplen, jedoch handwerklich perfekten Fassung steckte: Kalkstein oder Dolomit, soweit ich das als Nicht-Geologin beurteilen konnte. Darin der fossile Abdruck eines winzigen Schneckenhauses.

»Deshalb war ich auch nicht beim Juwelier, um dir einen herkömmlichen, langweiligen Ring auszusuchen, wie ihn alle haben.« Lot schüttelte den Kopf, dass seine blonden Locken durch die Luft flogen und ihm anschließend eine Strähne vor den Augen baumelte, was ihm ein jugendlich-schelmisches Aussehen verlieh. »Nein, für meine *Historikerin* brauchte ich etwas ganz Besonderes.« Er fuchtelte mit seinem Zeigefinger vor meiner Nase herum. »Und jetzt komm mir bitte nicht wieder mit dem Unterschied zwischen Paläontologie, Anthropologie und Sonst-irgendwie-ologie, Carminchen. Diese Begriffe schmeiße ich eh bloß durcheinander. Nein! Ich brauchte etwas *Historisches* für meinen Liebling. Also war ich auf dem Staffelberg unterwegs, dem historischsten aller Orte in unserer Gegend. Und habe dort nach den schönsten Versteinerungen gesucht, die es gibt. Diese zwei Belemniten ...« Er deutete auf die Eheringe.

»Ammoniten«, korrigierte ich – und biss mir auf die Unterlippe. Es war nicht so, dass ich ihn ständig berichtigen wollte. Nein, das Wort rollte mir reflexartig über die Zunge. Ich konnte einfach nicht anders und hoffte, Lot ärgerte sich nicht darüber, denn eigentlich fand ich seine Bemühungen ganz süß.

Nein, süß ist gar kein Ausdruck. Das ist ohne Worte! Ich spürte, dass mir vor Glück ganz warm ums Herz wurde. *Kann ein einziges Herz so viel Glück vertragen, wie ich es habe?*

»Belemniten, Ammoniten – für mich sind das ganz einfach Ehemniten.« Lot zeigte sein breitestes Grinsen, und ich schmolz dahin. »Mein Kumpel Kuno ...« Unsere Blicke zuckten kurz zu seinem Trauzeugen, der verlegen nickte, »hat beide Steine in seiner Werkstatt zurechtgeklopft und schließlich unsere *historischen* Ringe geschmiedet.«

Auf einmal lief Lots Gesicht knallrot an, und er musste sich mehrmals räuspern, bevor er mit seinem Ehegelübde fortfahren konnte: »Meine liebste Carmen, sieh diesen Ring als Zeichen meiner nie endenden Liebe zu dir. So, wie dieser Bellonit bereits seit Jahrmillionen existiert und sicherlich Jahrmillionen fortbestehen wird, so soll auch unsere Liebe sein: ewig. Lass uns zusammenbleiben, bis wir zu Fossilien werden, mein Schatz. Und weit darüber hinaus! Mit dir möchte ich die Ewigkeit verbringen.«

Die Kirchengemeinde brach in schallendes Gelächter aus, sogar ich lachte Tränen.

Ich höre ein Echo dieses Lachens durch den Raum hallen. Statt mitzulachen, weine ich bitter. Es ist vorbei. Nix mit gemeinsam zum Fossil werden. Ich werde einsam und allein sterben.

Der Ehering in meiner Hand fühlt sich so kalt an, dass ich denke, er lässt meine Finger zu Eiszapfen erstarren. Ich lasse ihn los und überlege, ob ich mir den restlichen Rotwein holen und mich betrinken soll, um erstens gegen die Kälte des Rings ankämpfen zu können und zweitens den Schmerz zu betäuben und ihn ins Vergessen zu verbannen. Aber ich fürchte mich vor neuen körperlosen

Stimmen, die aus der Knochenkapelle nach mir rufen, sodass ich lieber bleibe, wo ich bin.

Ich bin erbärmlich. Ich verliere den Verstand!

Heulend und bebend lasse ich mich erneut auf dem Klodeckel nieder.

»Aua!«

Etwas hat mich in die Hüfte gepiekt. Ich springe auf, fasse mir an die schmerzende Stelle. »Ach so!« Eine Ecke des Prospekts, den der Pseudo-Lot verloren hat, ragt aus meiner Hosentasche. Ich ziehe die Broschüre heraus und betrachte sie aus immer noch wässrigen Augen. Mehrmals muss ich mir Tränen aus dem Gesicht wischen.

Es dauert eine ganze Weile, bis sie versiegen und mein Gehirn soweit ist, den Buchstaben und Zahlen auf dem Faltblatt überhaupt eine Bedeutung zu entnehmen: Eintrittsgelder für die Knochenkapelle. Öffnungszeiten. Geschichte, Baudaten des Gotteshauses. Maße. Termine für Heilige Messen und Sonderausstellungen …

Wieder einmal sehe ich die komischen Pünktchen und Striche auf dem Bild der Kapelle, und da ich ohnehin nichts Besseres zu tun habe und an Schlaf nach wie vor nicht zu denken ist, nehme ich mir vor, wenigstens dieses Rätsel zu entschlüsseln.

Ein Kind hätte lieber ein Bild gemalt als so was, verwerfe ich meine frühere Theorie, und ein Erwachsener, der einen Kugelschreiber ausprobiert, hätte sich mit einem einzigen Krakler begnügt und nicht mehrere Punkte und Striche gemacht, die zudem auf einer geraden Linie liegen.

Es tut gut, zur Abwechslung über etwas anderes nachzudenken als über Lot und meine Fehler. Was ist, wenn das alles doch etwas bedeutet?

Ich berühre die drei Punkte ganz links im Bild: »Punkt, Punkt, Punkt, Strich, Strich, Strich, Punkt, Punkt, Punkt.« Und die Erkenntnis kommt unvermittelt. »Kurz, kurz, kurz, laaang, laaang, laaang, kurz, kurz, kurz«, intoniere ich.

Das ist ein Wort im Morsecode! Und zwar das einzige, das ich kenne: SOS! Das ist ein Hilferuf! Ich fasse mir an den Hals, in dem der Puls rast. Und das darunter? Eine Wiederholung? Ich schaue genauer hin. Nein. Die Zeichen sind zwar dieselben, aber sie sind anders sortiert.

Obwohl ich mich mit Morsen überhaupt nicht auskenne, bin ich dennoch in der Lage, das nächste Wort zu entziffern: --- … … --- …

»*Ossos*«, flüstere ich. Das bedeutet *Knochen* auf Portugiesisch.

Meine Taschenlampe gleitet mir aus der Hand, scheppert zu Boden, leuchtet unter den Schlitz der Toilettenkabine nach draußen, als wolle sie mir den Weg weisen.

Was bedeutet das? Ruft jemand nach Hilfe, der befürchtet, zu Knochen zu werden, also zu sterben? Oder bezieht sich das auf die Knochenkapelle?

Ein neuer Gedanke drängt sich in den Vordergrund: Wenn dieser Mann mit dem rot-weißen Hemd und der Schirmmütze doch Lot gewesen ist? Er braucht meine Hilfe und hat den Prospekt absichtlich fallen lassen, damit ich davon erfahre? Warum hat er nicht einfach auf mich gewartet oder nach mir gerufen?

Die Antwort scheint glasklar: Weil er bereits verfolgt wurde und nicht wollte, dass die Verfolger seinen Hilferuf mitkriegen.

Trotzdem kommen mir Zweifel an dieser Theorie: Es waren so viele Leute unterwegs. Er hätte sich an jeden x-beliebigen Passanten wenden oder laut nach Hilfe rufen können. Aber vielleicht wusste er ja nicht genau, von wem Gefahr drohte, und wollte seine Verfolger nicht auf sich aufmerksam machen. Vielleicht kann ja nur ich ihm helfen? Bloß, warum so umständlich mit dem Morsecode? Er hätte einfach HILFE aufs Prospekt schreiben können. Oder war das Absicht? Ein Hilferuf, den man nicht gleich auf den ersten Blick erkennt? Wollte er, dass ich zur *Capela dos Ossos* komme? Ich schlucke schwer. Vielleicht wollte Lot mich bei der Kapelle treffen, mir alles erklären, und ich war zu doof, das zu kapieren. Hoffentlich ist es nicht zu spät.

Ich warte nicht länger, sperre die Kabinentür auf, eile in den Korridor. Ruckartig bleibe ich stehen, denn ein Schatten lauert dort auf mich. Ein Raubtier. Kurz vor dem Angriff. Bereit, mich in Stücke zu reißen.

Ich gehe in einer Nische in Deckung. Nichts geschieht.

Ein Raubtier? In einer Kirche? So ein Blödsinn!

Ich mache ein paar Schritte auf den Schatten zu. Er ist quaderförmig, hat weder Beine noch Kopf. Und, was am wichtigsten ist: Er regt sich überhaupt nicht.

Ich nähere mich ihm.

»Mein Koffer.« Ich stupse ihn mit dem Fuß an, überlege mir, ob ich mir vor Betreten der Kapelle Mut antrinken soll, während mich eine unerwartete Frage heimsucht: War eigentlich Lots Koffer im Polo? Er hat ihn nicht mitgenommen, als er mich verlassen hat. Zumindest kann ich mich nicht daran erinnern, dass er ihn hinter sich hergezogen hat, bevor er zu dem anderen ins Auto eingestiegen ist. Komisch.

Ich krame in meinen Erinnerungen, werde allerdings nicht fündig. Das Letzte, woran ich mich aus dieser Szene erinnern kann, ist der Pkw: ein silberner Corsa, der von der Raststätte fährt, mit meinem Lot auf dem Beifahrersitz. Ich wundere mich, warum mir das ausgerechnet jetzt einfällt.

Vielleicht hat ja der Dieb nicht nur mein Geld und Handy gestohlen, sondern auch Lots Sachen? Ja, so wird es wohl sein, denn als ich meinen Koffer aus dem Polo geholt habe, war sein Gepäck weg, oder? Sonst hätte ich es ja mitgenommen.

Mir ist leicht schwindelig, und ich fühle mich orientierungslos. Doch ehe mir bewusst wird, dass ich zur Knochenkapelle gegangen bin, stehe ich schon vor dem Portal. Es ist, als hätten mich meine Füße automatisch dorthin getragen, wo ich hoffe, meinen Liebsten zu finden.

Die kunstvollen Metallverstrebungen des Tors reflektieren das Licht der Taschenlampe, das bald wie von selbst an den Säulen emporwandert.

»*Nós ossos que aqui estamos pelos vossos esperamos*«, lese ich den Spruch, der den Eingang ziert. Der Klang und die Bedeutung der Worte wirken auf mich wie eine dunkle, unausweichliche Prophezeiung. »Wir Knochen, die hier sind, warten auf die euren.«

Es kostet Überwindung, in die Kapelle hineinzuleuchten. Nicht, weil die Skelette mich gruseln, sondern vielmehr, weil ich Hemmungen habe, den Schlaf der Toten zu stören. Die Fotos im Internet und im Prospekt haben mich nicht im Geringsten darauf vorbereiten können, was es bedeutet, tatsächlich so viele echte menschliche Knochen auf einmal zu sehen. Unzählige Skelettteile schälen sich aus der Dunkelheit: Schädel, Beine, Wirbel, Beckenknochen … Sie zieren Säulen und Wände, sind teils mosaikartig angeordnet oder bogenförmig, rahmen Fenster und säumen die Decke. Selbst wenn meine Taschenlampe nicht vermag, den gesamten Raum auszuleuchten, lässt das Licht erahnen, dass es so bis zur hintersten Wand weitergeht. Zig Schädel glotzen mir aus leeren Augenhöhlen entgegen. Mir kommt es vor, als perle aus jeder einzelnen meiner Poren kalter Schweiß.

Reiß dich zusammen! Das sind Knochen. Die können dir nichts mehr tun. Außerdem: Denk an Lot! Vielleicht ist er da drin, oder zumindest ein Hinweis, wo er sein könnte.

»Lo… Lot?«, wispere ich, zwinge mich dicht ans Tor heran und wage eine etwas lautere Frage: »Bist du hier?«

Keine Antwort. Und außer den Knochen kann ich auf den ersten Blick nichts Menschliches in der Kapelle entdecken – und die schweigen mich an.

Vielleicht liegt er irgendwo hinter einer Säule und ist bewusstlos? Ich muss unbedingt rein und mich vergewissern. Aber wie? Über das Eisengitter klettern? Ich bin hin- und hergerissen. Bei Tageslicht und in Begleitung hätte ich als Touristin dieses Denkmal voller Begeisterung und Neugierde betreten. Bestimmt hätte ich vor Lot hochtrabende Reden geschwungen. So in der Art: »*Die Capela dos Ossos*, die vermutlich makaberste Sehenswürdigkeit in Portugal, enthält Knochen von über fünftausend exhumierten Menschen. Sie soll an die Vergänglichkeit des Lebens erinnern. Einigen Quellen zufolge handelt es sich hier um die sterblichen Überreste franziskanischer Mönche. Allerdings sind es zu viele Skelette, um ausschließlich von Kirchlichen zu stammen. Wesentlich realistischer ist die weit verbreitete Annahme, dass es sich um die Knochen ganz normaler Bürger handelt, die auf den Friedhöfen der

Gegend bestattet wurden. Die Pest im sechzehnten Jahrhundert, die ganz Europa heimsuchte, wütete auch hier schlimm. In und um Évora gab es viele Tote. Die Friedhöfe waren überbevölkert. Die Bürgermeister wussten sich nicht mehr zu helfen. Wohin mit all den Toten? Bis jemand mit der blendenden Idee daherkam, die Skelette der früher Verstorbenen auszugraben, um sie für den Bau einer ganz außergewöhnlichen Kapelle zu verwenden. Und so wurde auf den Friedhöfen Platz für neue Leichen geschaffen.«

Nun, bei Nacht und ganz alleine, ist mir überhaupt nicht nach solchen Klugscheißereien. Im Gegenteil. Der Anblick so vieler toter Menschen ist sogar für mich, die abgebrühte Historikerin, furchteinflößend. Ich fühle mich von den Schädeln beobachtet, verfolgt. Mein Puls klopft so heftig in meiner Halsschlagader, dass mir davon schlecht wird.

Trotzdem: Für Lot würde ich alles tun. Wenn *er* es ist, der Hilfe braucht … Ich muss da rein! Und zwar jetzt! Ich kann nicht bis morgen warten, um ganz legal als Touristin hineinzugehen. Der Eintritt würde eh zwei Euro kosten, die ich nicht mehr habe. Ich bin so kurz davor! Vielleicht ist es Schicksal, dass alles so gekommen ist und ich mich hierher verlaufen habe.

Ich drücke gegen die Tür, wohlwissend, dass diese verschlossen oder vielleicht sogar mit einer Alarmanlage gesichert sein könnte. Umso überraschter bin ich, dass sie sich nahezu lautlos öffnet. Kein Alarm, ja, nicht einmal ein Quietschen oder ein klischeehaft gruseliges Knarzen sind zu vernehmen.

Hat die Putzfrau vergessen abzusperren? Oder steht die Tür absichtlich offen, damit ich hineingehen kann? Will mich jemand dorthin locken? Oder hat Lot dafür gesorgt, dass die Tür offensteht?

Ein Luftzug huscht mir entgegen. Für mich wird er zu einem Raunen der Toten. *Wir Knochen, die hier sind, warten auf die deinen,* scheinen sie mir entgegenzuflüstern. *Komm herein, wenn du dich traust, und werde zu einer von uns!*

Obwohl ich schwanke, wage ich nicht, mich irgendwo abzustützen. Das wackelnde Licht und die zuckenden Schatten lassen die stierenden Schädel verdammt lebendig aussehen und jagen mir eine Heidenangst ein.

»Lo... Lot? Scha... Schatz? Wo bist du?«

Ich gehe durch die Knochenkapelle wie eine Getriebene, geduckt, mal nach links, mal nach rechts taumelnd, jederzeit bereit, davonzurennen, bloß wohin, ist mir überhaupt nicht klar. Ich fühle mich in der Falle. Überall schwarze Augenhöhlen, die auf mich gerichtet sind. Sogar von der Decke glotzen Totenschädel herab.

Knochen, Knochen, überall Reste von Menschen, die irgendwann gelebt haben. Vor dreihundert, vierhundert Jahren. Jeder hatte ein eigenes Leben. Jetzt sind sie alle am selben Ort vereint. Tote Menschen unter toten Menschen. Die gesprochen haben, gearbeitet, gegessen, geschlafen, geliebt, gelacht, geweint. Denen Gutes widerfahren ist oder Schlechtes. Die von Hoffnung erfüllt waren oder Verzweiflung. Die Schmerzen hatten; die an irgendwas gestorben sind, vielleicht furchtbar gelitten haben. Umgebracht wurden? Dinge unerledigt gelassen haben. Die eine Familie hinterlassen haben, die um sie getrauert hat. Die ...

»Aaah!« Ich spüre einen Luftzug und wirbele herum. Mein Blick fällt auf einen schmalen Schädel, dem der Unterkiefer fehlt. Ein Säuseln von oben lässt meinen Kopf an die Decke rucken, wo mir ein breites Knochengesicht mit nur einem einzigen Zahn im Oberkiefer entgegengrinst. Dann wispert in Bodennähe, neben dem Eingang, ein Schädel seinem Nachbarn etwas zu.

Oh Gott! Ich drehe durch! Das geschieht nicht wirklich. Ich bilde mir das ein! Oder ich träume. Ja! In Wahrheit liege ich nämlich im Hotelbett neben Lot, und der ganze heutige Tag ist nicht passiert. Was für ein irrer Traum! Ich finde, jetzt wäre der perfekte Zeitpunkt, um aufzuwachen. Wach auf, Carmen! Wach endlich auf!

Natürlich wache ich *nicht* auf. Das Getuschel kommt inzwischen von allen Seiten, schießt wie Pfeile durch den Raum, unter die ich mich wegzuducken versuche. Vergeblich.

»Lot bist du das?« Ich weiß, dass die Geräusche nicht von ihm stammen. Ja, ich weiß sogar, dass er sich gar nicht in der Kapelle aufhält. Zumindest nicht mehr.

Ich würde es spüren, wenn er da wäre. Hier ist – außer mir – überhaupt kein lebender Mensch. Also: Was habe ich hier verloren? Nichts.

Ich will gehen, doch etwas hält mich davon ab. Es sind die Skelette in diesem Raum. Sie durchbohren mich mit ihren Blicken. Sie scheinen etwas von mir zu erwarten. Jeder Blickkontakt mit einem der Totenköpfe berührt meine Seele, lässt mich abwechselnd frösteln und dann wieder Wärme durch meine Brust fluten. Ich verstehe mich selbst nicht mehr. Diese Menschen werden zu meinem Bruder, Cousin oder Freund. Zu meiner Mutter, Schwester, Tante oder einer anderen geliebten Person, die mir etwas erzählen will. Ich versuche, ihnen zuzuhören, gleichzeitig sträube ich mich dagegen.

Du spinnst, Carmen! Mach, dass du hier wegkommst!

Das Licht der Taschenlampe berührt eine Säule, die über und über mit Knochen dekoriert ist, streichelt ungefähr auf Augenhöhe fast schon zärtlich einen kleinen Totenkopf, der in den Stützpfeiler eingelassen ist. Ein Kind? Allerlei Szenarien fallen mir ein, die den Tod des Kleinen herbeigeführt haben könnten, und mir wird ganz schwer ums Herz. So schwer, dass ich mein Vorhaben, die Kapelle umgehend zu verlassen, zunächst hintanstelle.

»Was mag dir zugestoßen sein? Du hattest dein ganzes Leben vor dir.« Ich gehe näher heran. Das Licht verändert seinen Winkel, und völlig unerwartet funkelt das tote Kind mich an.

»Haaa!« Meine Taschenlampe scheppert zu Boden, und ich mache einen Satz rückwärts. Dabei lasse ich den schemenhaft sichtbaren Kinderschädel nicht aus den Augen. Natürlich leuchtet er nun nicht mehr.

Der hat überhaupt nicht geleuchtet! Das muss eine Reflexion gewesen sein. Ich zwinge mich, langsamer zu atmen, gehe in die Knie und greife nach der Lampe. Ich muss der Sache auf den Grund gehen. »Entschuldige meine erneute Störung, Kleiner.« Kaum habe ich die Taschenlampe in der Hand, beleuchte ich dieselbe Stelle. »Uah!« Es schüttelt mich. Tatsächlich reflektiert etwas silbrig Schimmerndes das Licht. In der linken Augenhöhle steckt ein Gegenstand.

Das gehört definitiv nicht dorthin. Hat ein Tourist seinen Abfall hineingestopft? Respektlos. Furchtbar! Und die Putzfrau hat das nicht bemerkt? Na ja, vielleicht sieht man das bei gleichmäßiger Beleuchtung nicht, sondern nur, wenn man frontal darauf leuchtet.

Ich inspiziere die inaktiven Scheinwerfer in der Kapelle. Keine Lampe, die direkt diese Stelle treffen würde. Das wurde bei der abendlichen Kontrolle wohl übersehen. Oh Mann! Ich muss das wegmachen.

Ich strecke meinen Arm über die Absperrung, zucke einige Male zurück, da ich absolut vermeiden will, Knochen zu berühren. Es geht nicht anders. Also beiße ich die Zähne zusammen und halte die Luft an, während ich den Gegenstand aus dem Loch pule. Eine Art Alufolie, vielleicht von einem Kaugummi. Darin ist etwas eingewickelt. Vorsichtig entfalte ich die Verpackung.

Ach du Sch…! Es überkommt mich heiß und kalt zur gleichen Zeit. Mein Herz trommelt so schnell, dass sich die einzelnen Schläge kaum mehr voneinander unterscheiden. Und so hart, als wolle es die Rippen zertrümmern, um sich dem Objekt entgegenzuwerfen, mit dem es so viel verbindet. Das ist Lots Ehering! Das heißt, zumindest der metallene Teil davon. Der Ammonit fehlt. Mein Gehirn funktioniert im Gegensatz zu meinem Herzen sehr, sehr träge. Mein Mann war hier!

Ich spüre das Gewicht meines eigenen, intakten Rings, der an meiner Halskette baumelt. Hat Lot das getan? Ist das seine Methode, endgültig mit mir Schluss zu machen? Er bestellt mich in die Knochenkapelle. Ich komme zu spät. In der Konsequenz nimmt er seinen Ehering ab, zerstört und entsorgt ihn? Habe ich nun die letzte Chance auf Aussprache und Versöhnung verkackt, weil ich seine Nachricht auf dem Prospekt erst nicht verstanden habe? Wieso stopft er die Überreste des Rings in einen Totenkopf? Symbolisch für: Unsere Liebe ist tot? Tränen steigen mir in die Augen. Nein. So etwas passt nicht zu meinem

Mann! Das ist Arschloch-Verhalten. Kein Lot-Verhalten. Andererseits passt es auch nicht zu ihm, mitten im Urlaub Schluss zu machen. Trotzdem hat er es getan.

Ich betrachte den Schädel, der den Ring in sich aufbewahrt hat.

»Hast du gesehen …?« Ich breche ab, weil mir die ganze Situation absurd vorkommt. Jetzt geht's los! Ich spreche mit Skeletten! Ich bin total bekloppt! Tränen verschleiern mir zunehmend die Sicht. »Ach, Lot«, wimmere ich. »Was ist bloß los mit dir?«

Ich drehe den Ring zwischen meinen Fingern, da fällt mir etwas auf: Er ist schmutzig. Die Gravur *Echolot* ist dunkel eingefärbt. Ist das …

»Blut?« Die Erkenntnis dreht mir den Magen um. Ich betrachte die Verpackung. Außen silbern und nichtssagend, innen weiß, mit Blutflecken vollgekleckert.

Lots? Grausame Bilder zucken durch mein Gehirn: Lot, den jemand mit einem Messer bedroht. Ein verwundeter Lot, der sich auf dem Boden vor Schmerzen krümmt und nach Hilfe brüllt. Lot, der mit wächsernem Blick ins Leere starrt.

Ein Sarg. Eine brennende Kerze. Ein Blumenkranz mit Dahlien.

Echolot, für immer eins.

Ich schreie und drehe eine Runde durch die Kapelle. Das Rauschen in meinem Kopf wird unerträglich, verwandelt sich in ein Flüstern:

Wir Knochen, die hier sind …

… die hier sind.

… sind.

Wir warten auf die seinen.

Wir Knochen …

…ochen.

ECHO.

Eco.

Oh!

»Haltet die Klappe!«

Der Ring gleitet aus meiner verschwitzten Hand. Beim Versuch, ihn zu fangen, verliere ich das Gleichgewicht. Im Zurücktaumeln schlägt mein Kopf hart gegen eine Kante. Das ist das Letzte, was ich spüre, bevor alles um mich herum dunkel und still wird.

Delírio

Der Strahl der Taschenlampe sticht in meine Augen wie eine Speerspitze. Geblendet kneife ich die Lider zusammen und taste nach dem Licht. Fast sofort finden meine Finger das kleine Gerät, drehen es um.

Ich setze mich auf und blinzele in die Umgebung. Rote Lichtpunkte schieben sich erst über die ganzen Totenköpfe. Auch bei geschlossenen Lidern kann ich diese Effekte sehen. Wenn ich sie direkt anschauen will, weichen sie nach links oben aus. Alles tut mir weh. Gelenke knacken. Knochen knirschen. Der Schädel brummt, hinter den Schläfen verspüre ich ein enormes Drücken und Pulsieren, mein Magen rebelliert, und ich kämpfe gegen einen Brechreiz an. Mir ist elend und furchtbar schwindelig.

Ich reibe mir die Augen, bis das lästige Nachleuchten auf meiner Netzhaut verschwindet und meine Augen schließlich vor Trockenheit brennen. Ich versuche, mich psychisch auf den Anblick der Totenschädel vorzubereiten, atme kräftig ein und aus, bevor ich den Kopf hebe und …

Statt der Fratzen des Todes betrachten mich Hunderte von quicklebendigen menschlichen Gesichtern. Einzementiert, wie zuvor die Schädel, mit dem Unterschied, dass sie nun über Haut und Haare verfügen, Augen und Münder, die sich pausenlos bewegen. Ein Murmeln und

Summen umgibt mich, als hocke ich mitten in einem Bienenkorb.

Das ist zu viel für mich. Ich halte mir die Ohren zu und rolle mich zusammen wie ein Igel, dem leider die Stacheln fehlen.

Kann man sich zu Tode fürchten? Wenn ja, ist es bei mir vermutlich gleich soweit.

»Ruhe!«, übertönt eine tiefe Stimme alle anderen. Der Lärmpegel ebbt ab, verstummt tatsächlich ganz, und selbst das Dröhnen in meinem Gehirn lässt ein wenig nach. Zögerlich nehme ich die Finger aus meinen Ohren, setze mich auf und blinzele in ein rundes, zerfurchtes Gesicht, das auf mich herabschaut.

»Hallo! Mein Name ist Joaquim. Herzlich willkommen in unserer Kapelle.« Ich reiße meinen Mund weit auf, doch der Männerkopf kommt meinem neuerlichen Schrei zuvor. »Wenn alle durcheinanderreden, versteht sie uns nicht. Wir machen ihr Angst. Überlegt mal, wie es euch an ihrer Stelle ergangen wäre.«

»Eher nicht so gut.«

»Nicht so gut.«

»Ab jetzt nacheinander.«

»Einander.«

Zustimmendes Gemurmel von sämtlichen Seiten. Krümelchen von jahrhundertealtem, bröckelndem Zement rieseln auf mich herab.

»Aaah!« Endlich werde ich wieder Herrin über meine Stimmbänder und Glieder und krabble in Richtung Ausgang.

»Sch …! Alles ist gut«, kommt es von einem Kopf, der die linke Türkante flankiert.

»Waaaah!« Ich weiche vor einem schmunzelnden Männergesicht ins Innere der Kapelle zurück.

»Nichts: WAAAH. Gestatten: João mein Name.«

»Waaah! Aaah! Haaa!«, brülle ich mein Gegenüber an, das die Brauen hochzieht, jedoch keinerlei Anstalten macht, mich anzugreifen.

»Muss das so laut sein? Rücksichtslos, diese Lebenden«, mault der Kopf eines Jugendlichen mit ganz bleicher Haut. »Tagsüber gaffen sie einen an, aber nachts scheißen sie sich die Hosen voll, wenn …«

»Benimm dich, Ricardo!«, mahnt João.

»Wieso? Benimmt sie sich etwa?«

Der Ausgang ist mir verlockend nahe. Ob sie mich aufhalten, wenn ich einfach abhaue? Ich sehe meine Gelegenheit zur Flucht gekommen.

Eine sanfte Stimme rechts vom Portal lässt mich innehalten: »Bitte bleib.« Sie gehört zu einer Frau mit langem schwarzem Haar und schmalem Gesicht. »Wir wollen dir nichts tun. Ich bin Maria.«

Meine Beine sind so zittrig, dass es mir nicht möglich ist, mich aufzurichten. »Ihr seid tot!«, kiekse ich. »Seit über vierhundert Jahren! Trotzdem sprecht ihr zu mir und habt Gesichter. Ich bleibe ganz bestimmt nicht bei euch.«

»Vor uns musst du dich nicht fürchten.« Die Stimme eines Mädchens, das in einer Säule steckt. Das Kind! Es ist gar kein Junge!

Ich räuspere mich. »Du bist, äh …«

»Joana.«

»Du bist gut, Joana! Sich nicht vor Geistern fürchten? Dass ich nicht lache! Wenn nicht vor Geistern, wovor dann sonst?« Ich kralle mir Lots Ring, das Alupapier, meine Taschenlampe und krabble erneut in Richtung Ausgang. Ich habe endgültig genug von allem.

»Wir wollen dir nichts tun. Wir wollen nur mit dir reden.« Marias Haare wirbeln – trotz fehlenden Luftzugs – ominös um ihr Gesicht.

»Tatsächlich? Solltet ihr, wenn ihr unbedingt labern müsst, nicht wenigstens Portugiesisch sprechen? Oder … ha! Ihr seid Geister! Geistern ist die Sprache vielleicht egal, in der geredet wird.« Mein Gehirn rattert im Versuch, mir meine Situation irgendwie plausibel zu erklären. »Versteht man einander als Geist, selbst wenn man zu Lebzeiten unterschiedliche Sprachen gesprochen hat? Was bedeutet das für mich? Bin ich etwa auch tot?«

Ich erinnere mich an meinen Sturz und fasse mir an den Hinterkopf. Etwas pappt meine Haare zusammen, verklebt meine Finger.

»Igitt!« Zögerlich ziehe ich die Hand nach vorne und entdecke Blut zwischen den Fingern. Unerwartet viel, und das Pochen hinter meinen Schläfen verstärkt sich umgehend. »Scheiße! Vielleicht hab ich ein Loch im Kopf. Ich muss ins Krankenhaus. Mir ist schlecht. Ich glaube, ich muss …«

»Du bist nicht tot.« Wieder wandert ein Mundwinkel Joãos nach oben. »Und du hast auch kein Loch im Kopf. Zumindest nicht im Schädel. Was allerdings das Gehirn selbst betrifft, kann ich nicht beurteilen.«

Der macht sich lustig über mich. Ärger mischt sich in meine Angst. Am liebsten hätte ich ihm einen Fausthieb mitten ins Gesicht verpasst. Doch ich traue mich nicht. Ich fummele stattdessen an meiner Verletzung herum und bereue es sofort.

»Aua!« Schmerz zuckt durch meinen Kopf. Wie Blitze, die bei einem Gewitter ihre Kratzspuren im Himmel hinterlassen.

Ein Loch kann ich allerdings nicht ertasten.

»Du lebst.«

»Lebst.« Gemurmel, Gezischel und Getuschel kommt von überall. Aber niemand attackiert mich oder hält mich fest.

Wie denn auch? So ohne Arme? Ich atme viel zu schnell. Vor meinen Augen flimmert es. Was ist das? Bin ich im Delirium? Vielleicht kann ich deswegen mit Geistern reden – oder bilde ich sie mir nur ein? Gleich werde ich wieder ohnmächtig.

»Hüte dich vor ihm!«, kommt auf einmal von Maria.

»Ihm?« Ich hocke mich auf den Boden. »Wer ist *er?*« Im Grunde ahne ich die Antwort. »Du meinst Lots Verfolger!«

Bilder zucken durch meine Erinnerung.

»Der Verfolger hatte Lot bereits auf der Raststätte im Visier«, überlege ich laut und zwinge meine Gedanken auf die Autobahn zurück. »Hat uns während der Fahrt ein weißer Kleintransporter überholt?«

Durch meine Vorstellung brummt ein weißer Kastenwagen, der identisch ist mit meinen beiden realen Sichtungen. Ich schließe kurz die Lider, um mir Lots Mimik während der Fahrt vor Augen zu holen. Leider hatte ich gezwungenermaßen auf den Verkehr geachtet und nicht so oft Gelegenheit gehabt, Lot direkt anzuschauen.

»Kann es sein, dass das Vorbeifahren des weißen Kleintransporters seinen Stimmungswechsel verursacht hat?«, grübele ich weiter. »Hat er Gefahr geahnt und wollte deswegen bei der Raststätte halten? Und als er das Fahrzeug gesehen hat, sind die Sicherungen bei ihm durchgebrannt.«

»Gerannt.«

»Bekannt.«

Die Gesichter blinzeln eifrig, als wollten sie mir zustimmen.

»Lot wollte gar nicht Schluss machen, sondern vor dem Lieferwagen fliehen. Die Trennung war nur ein Vorwand, damit ich nicht versuche, ihn wiederzufinden. Das war schlau.«

»Lau.«

»Au.«

»Aber würde er mich im Stich lassen, wenn er weiß, dass Gefahr droht?« Ich tippe mir an die Lippen. »Ja, klar! Wenn er weiß, dass die Gefahr ausschließlich ihm droht und jedem, der in Kontakt mit ihm ist. Er liebt mich. Er will nicht, dass mir etwas geschieht. Er würde alles dafür tun, dass ich in Sicherheit bin. Er würde sogar in Kauf nehmen, von mir gehasst zu werden. Hauptsache, ich bin sicher.«

Auf einmal ergibt alles Sinn.

»Er hat meine Anrufe und WhatsApp-Nachrichten ignoriert, um mich aus der Sache herauszuhalten. Er wollte mich nicht gefährden. Oooh!« Mir wird warm ums Herz. »Mein armer Schatz!« Das Eis, das sich wie ein Panzer um meinen Ehemniten gelegt hat, schmilzt dahin. Stattdessen wärmt mich mein Ehering nun, von außen nach innen, und entlockt mir neue Tränen.

»Ich vermisse dich so sehr, mein Schatz. Aber ich verstehe dich jetzt. Ich weiß, warum du mich verlassen hast. Die Trennung ist zum Glück nur vorübergehend. Wir werden wieder zueinander finden. Wir stehen das durch, mein Liebling. Wir kriegen das hin …«

»Dahin.«

»Hin.«

Das Gedankenkarussell dreht sich weiter: »Und warum hat er trotzdem später Kontakt zu mir aufgenommen?« Eine Antwort ist schnell gefunden: »Lot braucht Hilfe. Meine. Er hat als Treffpunkt einen öffentlichen Ort gewählt. Doch der Aufseher oder die Aufseherin war vielleicht abgelenkt oder selbst mit im Gottesdienst, sodass die beiden Männer einen Moment alleine in der Knochenkapelle waren. Wer ist Lots Verfolger? Einer von seinen Kunden? Lot hat mir vor der Reise erzählt, dass seine Bank in das ein oder andere Projekt im Ausland investiert. Leider weiß ich nichts Genaueres. *Dein oller Buchhalter vom Land ist dir inzwischen zu langweilig geworden,* hat er mir während unserer letzten gemeinsamen Fahrt vorgeworfen.« Beschämt senke ich den Kopf. »Das stimmt nicht, Lot. Du bist es nicht, der mir zu langweilig geworden ist. Es ist dein Job, der mich nicht interessiert. Hätte ich nur besser zugehört! Hat Lot Kunden in Portugal? Vielleicht hat sich dieser APOCALIPSE-Typ verkalkuliert, Schulden angehäuft, und Lots Bank wollte ihm keinen Kredit gewähren. Und der Kunde will sich deshalb an ihm rächen?«

Ich tigere in der Kapelle auf und ab.

»Wer weiß, wie gefährlich der ist? Vielleicht sollte ich lieber mit der Polizei reden, Strafzettel hin oder her. Ich muss mich früher oder später stellen. Und wegen Falschparkens werde ich sicher nicht gleich verhaftet. Vielleicht sollte ich Papa vorher anrufen oder mir eine neue Bankkarte machen lassen. Ich kann ja nicht ewig auf der Flucht sein und in Kirchen übernachten. Und morgen treffe ich mich eh mit *Senhor* Erdmännchen – Sérgio. Am besten gleich vormittags. Er hat bestimmt einen Internetanschluss. Dann googeln wir nach einer Firma, die APOCALIPSE heißt, und …« Ich wende mich direkt an die Köpfe in der Wand: »Habt ihr gesehen, was der andere mit meinem Mann gemacht hat?«

Inzwischen habe ich die Angst vor den Geistern vollkommen verloren, sehe in ihnen viel eher Zeugen, die mir dabei helfen können, Hinweise – oder besser: Lot selbst – zu finden.

»Das Blut … hat er ihn entführt? Verletzt? Ob er in dem Kleintransporter saß, der an mir vorbei …«

»Pass auf!«, schreit Joana, die von ihrer Säule aus wohl das Portal gut im Blick hat.

»Was ist?«

»Sst!«

Hinter mir erklingt ein Geräusch: Das Haupttor fällt ins Schloss. Überall gehen die Lichter an. Ich wirbele herum. Das Licht ist so grell, dass sich die Personen, die auf mich zukommen, wie Schatten davor abheben.

Es sind viele.

Viel zu viele.

Keine Chance auf Flucht.

Ich versuche es erst gar nicht.

Auf Portugiesisch werde ich aufgefordert: »Bleiben Sie, wo Sie sind! Hände über den Kopf! Widerstand ist zwecklos.«

Ich drehe mich noch einmal zu den Gesichtern um, sehe allerdings nur Schädel, Knochen, Gebeine in der Wand, die mich anschweigen, als hätten sie nie etwas anderes getan.

Meine Taschenlampe scheppert zu Boden, während ich betont langsam meine Hände an den Kopf hebe. Lots Ring und das Alupapier halte ich fest umklammert.

»*Sie* sind der Einbrecher, *Senhora* Köhler?« Fassungslosigkeit schwingt in der männlichen Stimme mit. Ich kenne ihren Besitzer, habe vor ein paar Minuten sogar ernsthaft überlegt, ob ich mich ihm anvertrauen soll. Er drängt nach vorne.

Endlich haben sich meine Augen an das hellere Licht gewöhnt. Der Mann vor mir trägt eine Polizeiuniform. Mein Gehirn kramt nach seinem Namen. »*Se… Senhor* Pereira?«

Er erwidert nichts, greift nach meinen Handgelenken, klaubt mit einer Hand meinen Fund aus meiner Rechten, der Blick verkniffen. Er wirkt müde. Bedrückt. Die Lippen zu einer schmalen Linie zusammengepresst.

Ich erschaudere und leiste keinerlei Widerstand, während Handschellen um meine Gelenke zuschnappen und ich abgeführt werde.

Wir passieren weitere Menschen, Fremde, die über mich tuscheln. Ich höre einige Worte, die ich im Normalzustand hätte verstehen müssen, die sich mir aktuell aber nicht erschließen: »*Incrível!*«, ist darunter, und: »*Porqué?*« und »*Morto.*« Und »*Marido*«.

Ich denke an das Blut auf dem Ring und dem Papier. Lots Blut, des wichtigsten Menschen in meinem Leben, ohne den ich nicht sein kann, nicht sein will.

Morto? Marido? Heißt das nicht … nein! Oh Gott! Wissen die etwas, das ich noch nicht weiß?

Und mir wird so schlecht, dass ich in die Knie sacke und mich vor allen übergebe.

Polícia

Ich. Echo Carmen Köhler. Schwerverbrecherin. Dringend tatverdächtig in Bezug auf folgende Vergehen: Hausfriedensbruch. Störung der Totenruhe. Vollkotzen eines geweihten Raums. Ungenügende Kenntnisse in der Landessprache, in Tateinheit mit Planlosigkeit, Falschparken und Trinken von ein paar Schlucken Alkohol. Hab ich was vergessen?

Die Ereignisse, die sich an meine Verhaftung anschließen, sind wie Szenen aus einem schlecht gemachten Spielfilm, in dem ausgerechnet ich die Hauptrolle spiele. Ohne meinen Text zu kennen.

Die Szenen wechseln so schnell, dass ich kaum folgen kann: die Fahrt im Polizeiauto mit Sirene und Blaulicht, die Behandlung meiner Kopfwunde in einem Krankenhaus, die verwunderten Blicke der Menschen, an denen ich in Handschellen vorbeigeführt werde.

Es kommt mir vor, als sehe ich mich von außen oder sei gar nicht ich selbst. In meinem Mund habe ich einen üblen Geschmack. Habe ich mir auf die Zunge gebissen?

Mein Hals ist trocken, die Stimme rau. Meine Versuche, mit den Polizisten zu sprechen, schlagen fehl. »Bitte, ich habe Durst. Können Sie mich an meinen Koffer lassen? Und bitte erklären Sie mir, was …«

Ihr Kopfschütteln und ihr Verweisen auf »später« lassen mich alsbald verstummen.

Die Abnahme von Fingerabdrücken in der Polizeiwache, die Überprüfung meines Personalausweises, eine Blutentnahme – noch eine Blutspende? – und das Ausfüllen eines Formulars mit meinen persönlichen Daten ertrage ich nahezu teilnahmslos.

Schließlich werde ich in ein kahles Zimmer mit nur zwei Stühlen und einem Tisch gebracht. Eine Polizistin weist mich an, mich hinzusetzen. Mir gegenüber nimmt ein völlig übermüdeter *Senhor* Pereira Platz, der mit einem lauten Rumsen ein Glas Wasser auf den Tisch stellt und zu mir herüberschiebt. Ich leere es in einem einzigen Zug. Obwohl mein Durst dadurch längst nicht gelöscht ist, traue ich mich nicht, nach mehr zu verlangen.

Schiebt der heute Doppelschicht wegen mir? In seinem Gesicht finde ich keine Spur mehr von Mitleid oder Hilfsbereitschaft, sondern eher Erschöpfung, Traurigkeit vielleicht, aber vor allem Entsetzen.

»Was waren das für Drogen, die Sie genommen haben?«

»Bitte, was?« Ich denke erst, ich hätte mich verhört.

»Drogas«, wiederholt der Polizist mit ernster Miene. Es gibt keinerlei Zweifel daran, was dieses Wort bedeutet.

»Ich habe keine Drogen genommen. Noch nie!«

Seine Augen lynchen meine, ohne zu blinzeln. Der Moment kommt mir wie eine Ewigkeit vor. Die Uhr an der Wand gegenüber behauptet allerdings stur und steif, dass gerade mal zwei Minuten vergangen sind, und sie tickt … demonstrativ langsam … und laut … vor sich hin.

Tick. Tack. Tick. Tack.

Ich erwidere seinen Blick, reglos, obwohl ich innerlich wie ein Kartenhaus im Wind in mich zusammenzufallen drohe. Es ist, als lese er aus meinen Augen mehr Informationen, als jedes meiner Worte oder etwaige DNA-Spuren über mich hätten preisgeben können.

»*Pupilas*«, murmelt er schließlich und deutet auf meine Augen.

»Ich … ähm …« Ich ringe nach Atem. »Ich habe ein paar Schlucke Rotwein getrunken. Aber das ist Stunden her. Ich weiß nicht, ob es davon überhaupt noch Spuren in meinem Blut gibt.«

Ich versuche, mich daran zu erinnern, was direkt vor Betreten der Knochenkapelle geschehen ist. Ich habe meinen Koffer gesehen, ihn mit dem Fuß angestupst. Ich habe überlegt, ob ich noch einen Schluck Wein trinken soll. Ich habe mich dagegen entschieden. Das habe ich doch, oder? Auf einmal bin ich mir nicht mehr sicher. In meiner Erinnerung klafft eine Lücke.

Tick. Tack.

»So, so. Ein paar Schlucke?« Pereira hält mir die leere Flasche unter die Nase. »Und den Rest hat einer der Totenköpfe konsumiert? Vielleicht ja der, den sie mit roter Farbe vollgeschmiert haben?«

»Was?«

»Warum haben Sie das getan?«, bohrt er nach.

Für einen Moment verschlägt es mir tatsächlich die Sprache. Von einem vollgeschmierten Schädel habe ich nichts gesehen. Wollen mir die Köpfe jetzt, nach ihrem Verstummen, noch etwas mitteilen? Oder der Polizei? Um zu beweisen, dass ich im Recht bin und wirklich ein Verbrechen im Gange ist?

Tick. Tack. Tick. Tack.

Für den Polizisten kommt mein Schweigen wohl einem Geständnis gleich. Überdeutlich tut er seinen Unmut kund: »In die Knochenkapelle einbrechen und die heilige Stätte entweihen!« Er tippt sich an die Stirn. »Wenn Sie gedacht haben, die Lichter und der Lärm in diesem historischen, ja *heiligen* Gebäude – mitten in der Nacht! – würden niemandem auffallen, haben Sie sich getäuscht. Wir Portugiesen sind ein achtsames Volk. Wir bekommen mit, wenn Unrecht geschieht. Wir schweigen nicht, sondern sorgen für Recht und Ordnung, während *Sie* …« Bestürzt streicht er über die Enden seines Schnurrbarts. »*Senhora* Köhler, für Ihre Frevel sind die Worte noch gar nicht erfunden, die es braucht, um zum Ausdruck zu bringen, was Sie getan haben.«

»Ich war das nicht! So etwas würde ich nie tun!« Endlich gehorchen mir meine Stimmbänder wieder, und endlich hat auch mein Gehirn die richtigen Vokabeln hervorgekramt, um mich zu verteidigen. »Mein Respekt vor den Toten ist groß. Ich bin Historikerin!«

»*Claro.*« Er schüttelt den Kopf. »Sie vergessen hierbei eine Sache: Außer Ihnen war niemand vor Ort. Vielleicht hat ja der Heilige Geist den Schädel vollgeschmiert? Machen Sie mir nichts vor. Sie haben vor einigen Minuten Ihre Unterschrift auf einen Zettel gesetzt. Das war eins zu eins die gleiche Handschrift.« Er wechselt ins Deutsche: »*Sie. Waren. Das.*«

»Sie sprechen Deutsch?«, stutze ich.

»Nur wenn nötig und ich Lust habe. Aber meine Lust auf Deutsch ist klein, wenn deutsche Menschen machen kaputt portugiesische Kultur.«

Ich schlucke, und er schiebt mir ein Foto zwischen die Finger. APOKALYPSE, steht da – mit K und Y, also in der deutschen Schreibweise – über die Stirn eines Schädels hinweggekrakelt.

»Da... das ... *Ich* soll das geschrieben haben? Warum? Ich kann mich nicht erinnern ...«

Er nimmt das Foto wieder weg, und durch meinen Kopf blitzen Gesichter, die wild durcheinanderreden, mich vor einem Entführer warnen. Wenn ich ihm davon erzähle, werde ich direkt in die Irrenanstalt eingewiesen.

Ich reibe mir die pochenden Schläfen und wühle in meiner Erinnerung. Ich kratze mir den Kopf, bleibe mit den Handschellen hängen und reiße mir einige Haare aus. »Aua!«

Vor mir taucht das Bild des weißen Kleintransporters auf. Die Schrift auf ihm verändert sich. Es steht nicht länger in leuchtend roten Buchstaben APOCALIPSE auf der Heckscheibe. Nein, die Schrift färbt sich grün, wandert nach unten, befindet sich nun unterhalb des Fensters, auf dem linken Flügel einer zweiteiligen Hecktür, und teilt sich in drei untereinanderstehende Silben:

ÖKO

PA

LIPS

Der Eindruck verpufft in einem Monolog Pereiras in einem Mischmasch aus Deutsch und Portugiesisch: »Jemand, der illegal in die *Capela dos Ossos* kommt, der hat nicht Respekt und Anstand. *Ai, meu Deus do céu!* Die *Capela* ist ein Ort *sagrado*, an dem man Tote ehrt. Jemand, der dort einbricht, hat nicht Skrupel, mitten in der Nacht zu begehen ein *sacrilégio*. Mit *batom!*«

»Ich bin nicht eingebrochen. Ich habe mich einschließen lassen, weil … *batom?*«

»Stift, äh … für Schminken von äh … Mund.«

»Lippenstift«, murmele ich, während ich weiter in der Vergangenheit suche. Doch dort breitet sich ein einziges großes Loch aus, das ich vergeblich mit Sinn zu füllen versuche.

Der Lippenstift – ich nutze den so gut wie nie. Habe ihn nur mitgenommen, weil Lot meinte, wenn wir in Lissabon mal nett zusammen ausgehen, was trinken gehen wollen – *Trinken!* Meine Gedanken stocken. Habe ich den Wein leergetrunken, weil ich so einen Durst hatte, und habe dann im Suff …? Aber wieso? Nein, so wirr im Kopf kann ich nicht sein, dass ich so etwas tue! Ich hätte wohl eher zur Wasserflasche gegriffen. Oder habe ich jetzt so einen Durst, weil ich Alkohol getrunken habe? Einen Brand, wie es immer so schön heißt? Und die Handschrift auf dem Schädel? Vielleicht hat jemand meine Handschrift imitiert? Ja! Das muss ein Ablenkungsmanöver sein, und ich ahne sogar, von wem.

Dankbar dafür, Deutsch reden zu können, nutze ich gleich meine vertraute Sprache, um meine Theorie vor dem Polizisten auszubreiten: »Glauben Sie mir, bitte! Jemand will mich reinreißen, damit ich nicht weiter nach meinem Mann suchen kann. Der wurde nämlich entführt und schwebt in Lebensgefahr.« Statt einer Antwort legt Pereira seine Stirn in tiefe Falten. Er glaubt mir nicht. »Bitte, *Senhor*. Ich war das wirklich nicht. *Não fiz isto*«, füge ich vorsichtshalber an.

»Und Schlüssel von *Capela dos Ossos?* Den haben Sie wohl auch nicht gestohlen?« Er hebt seine Augenbrauen so weit an, dass sie fast unter seinem Haupthaar verschwinden.

»Ich habe keinen Schlüssel ge… ah!« Meine Kopfschmerzen sind enorm. Der Sturz, die Verletzung. Ja. Daran kann ich mich überdeutlich erinnern. An alles andere nicht. Und die Verletzung soll leicht sein? Ich könnte schreien, so weh tut das. Dennoch hat man mich nicht im Krankenhaus behalten. Meine Strafe für das, was ich getan habe?

»Wann soll ich das denn gemacht haben?«

»Nach dem Gottesdienst vielleicht? Unbemerkt in Menge von vielen Menschen? Vielleicht Sie sind eine gute … aahm … Taschendiebin?«

Vor meinem inneren Auge erscheint die Aufseherin, die im Torbogen der Kirche steht. Neben ihr: ein Korb auf dem Boden, in dem etwas glitzert.

»Dieser Schlüssel war bei Ihnen. Dort wo auch Ihre Lampe war befestigt, *Senhora* Köhler, samt Schlüssel zu einem gestohlenen Auto.« Er hält mir meinen Schlüsselbund unter die Nase. Neben Mini-Taschenlampe, Haustür- und Poloschlüssel pendelt ein zusätzlicher, den ich nie zuvor gesehen habe. Zumindest glaube ich das. »Gestehen Sie endlich, dass Sie das haben gemacht. Damit ich habe alles schneller hinter mir und kann ins Bett. Bitte bedenken Sie …« Er kämpft eine Weile, entscheidet sich dann für seine eigene Sprache: »Ein Geständnis wirkt sich vor Gericht eventuell mildernd auf Ihre Strafe aus.«

»Strafe? Geständnis? Mildernd?« Ich lerne im Kontext jede Menge neue portugiesische Vokabeln kennen, von denen ich nie gedacht hätte, dass sie einmal relevant für mich werden würden. »Wieso soll ich etwas gestehen, was ich nicht getan habe? Das Auto«, hake ich ein, »war nicht gestohlen. Ich habe Ihnen die Papiere gezeigt, als Sie morgens den Unfallschaden aufgenommen haben. Der Polo ist ein Leihwagen, der …«

»… von einem Kollegen … aaahm … wurde festgemacht wegen falsch parken.« Er switcht wieder ins Portugiesische: »Sie hielten es nicht mal für nötig, den Strafzettel zu bezahlen. Und jetzt behaupten Sie nicht, Sie hätten ihn noch nicht gesehen. Der Kollege hat Sie dabei beobachtet, wie Sie den Koffer aus dem Auto geholt haben und damit davongerannt sind.«

»Öhm.« Leugnen hat keinen Sinn. Unschlüssig kaue ich auf meiner Unterlippe herum. Bei Verkehrssünden versteht die portugiesische Polizei offensichtlich keinen Spaß.

Portugiesisch reden fällt mir enorm schwer, dennoch bemühe ich mich nun um die richtigen Worte, um ihn versöhnlicher zu stimmen. »Ich hatte kein Geld, weil ich ausgeraubt wurde. Sie erinnern sich? Ich habe bei Ihnen mittags die Anzeige gegen Unbekannt gemacht.«

»Ja, ich erinnere mich.« Nun scheint wiederum er dankbar darüber zu sein, in seiner Sprache kommunizieren zu können, und überhäuft mich mit einem portugiesischen Redeschwall. »Trotzdem: Sie hätten beispielsweise das Präsidium aufsuchen und sich uns erklären können. Zudem hätten Sie Kontakt zu Verwandten oder Freunden aufnehmen können, um Hilfe zu bekommen. Außerdem hätten Sie sich längst darum kümmern müssen, zu Ihrer Zahlungsfähigkeit zurückzufinden. Das haben sie nicht getan, vermutlich, weil es diese gar nicht gibt. Und stellen Sie sich vor: Ich habe recherchiert und herausgefunden, dass dieses Auto unter dem Namen eines Toten unterwegs ist!«

»Eines … was?«

»*Seu marido.* Ihr Mann. Ich weiß, dass er …«

Helles Pfeifen übertönt die Worte des Polizisten. Ich sehe, wie sich sein Mund bewegt, aber nichts kommt heraus. Nichts, das für mich Sinn ergibt, nichts, das ich hören will oder fassen kann. Mein Kopf ist so leer, wie die Augenhöhlen der Totenschädel in der Kapelle hohl gewesen sind, bis es auf einmal losgeht: von allen Seiten erschlagen mich Bilder, Eindrücke, Geräusche.

Nós ossos que aqui estamos …

Ossos.

SOS.

S.O.S.

Ein Mann mit rot-weißem Hemd.

Lot, der mich anlächelt.

Lot, der vor mir flieht.

Morto. Marido. Morto.

»Ca… Carmen.« Eine mir vertraute Stimme. Ich drehe mich danach um, kann ihren Besitzer nicht ausfindig machen. Trotzdem spricht er einfach weiter: »Es ist etwas geschehen. Lot, er … er ist …«

»NEEEIIIN!« Ich schlage um mich, rupfe die Dahlien aus dem Kranz, der auf einem Sarg liegt. Der Luftzug, den ich dabei verursache, bringt die Flamme einer Kerze zum Flackern.

»Zusammen sind wir das Echolot und gehen nie verloren.«

Echolot?

Verloren? Lost!

Echolost!

Er hat mich verlassen. Ich bin verloren.

Perdida.

Mein Gesicht im Spiegel. Das Gesicht einer gebrochenen Frau, einer mir völlig Fremden. Weiß wie eine Wand.

Ich will nicht, dass das passiert. Ich muss das verhindern!

Eine Umarmung. Hände, die nach mir greifen. Hände, die ich wegdrücke. Mir tut die Kehle weh. Ich weiß nicht warum. Bis ich bemerke, dass ich kreische. Kreische, bis ich nicht mehr kann und mir die Stimme im Hals stecken bleibt.

Vor mir: eine offenstehende Hecktürhälfte eines Kleintransporters.

ÖKO

PA

LIPS

APOCALIPSE.

Meine persönliche APOKALYPSE.

Vorbei.

Aus.

Ein Klirren. Schmerz in meiner Hand. Blut. Das Wasserglas ist zu Bruch gegangen. Ich umschließe eine Scherbe mit meiner Rechten, mache eine Faust. Die scharfen Kanten schneiden in mein Fleisch. Ich spüre es nicht. Jemand öffnet meine Faust, nimmt mir das Glas ab.

Heulend wische ich die restlichen Scherben vom Tisch und springe auf. »Lot ist nicht tot! *Não morto.* Mein *marido* ist nicht *morto.* Er wurde entführt! Hier in Portugal. Er hat mit mir kommuniziert. Per WhatsApp. Und sein Hilferuf auf dem Prospekt! Das kann er wohl schlecht tun, wenn er tot ist, oder? Und sein Ring! Wie kommt er hierher? Lot war mit mir in Portugal. Das habe ich mir nicht eingebildet! Wir müssen ihn suchen! *Senhor* Pereira, schauen Sie sich das Silberpapier an. Den Ring. Sein Blut ist darauf. Auch das geht nicht, wenn er schon länger tot sein soll. Mein Mann … Er ist in großer Gefahr!«

Um mich herum Gemurmel. Ich picke die Worte *álcool* und *drogas* heraus, aber mir ist das inzwischen egal. Sollen sie doch denken, ich sei eine Säuferin. Ich weiß es besser. Nur einsperren dürfen sie mich nicht. Denn wenn sie mich einsperren, kann ich nicht nach Lot suchen. Wenn ich nicht nach Lot suchen kann, wird sein Entführer ihn umbringen, und dann …

»Hey!« Hände, die mich festhalten, mich irgendwohin zerren.

»Lassen Sie mich los! Sofort! *Senhor* Pereira! HILFE! *AJUDA! SENHOR! POR FAVOR!*«

Die hinter mir ins Schloss fallende Zellentür zieht den Schlussstrich unter mein bisheriges Leben. Und markiert den Anfang vom Ende.

POESIA II

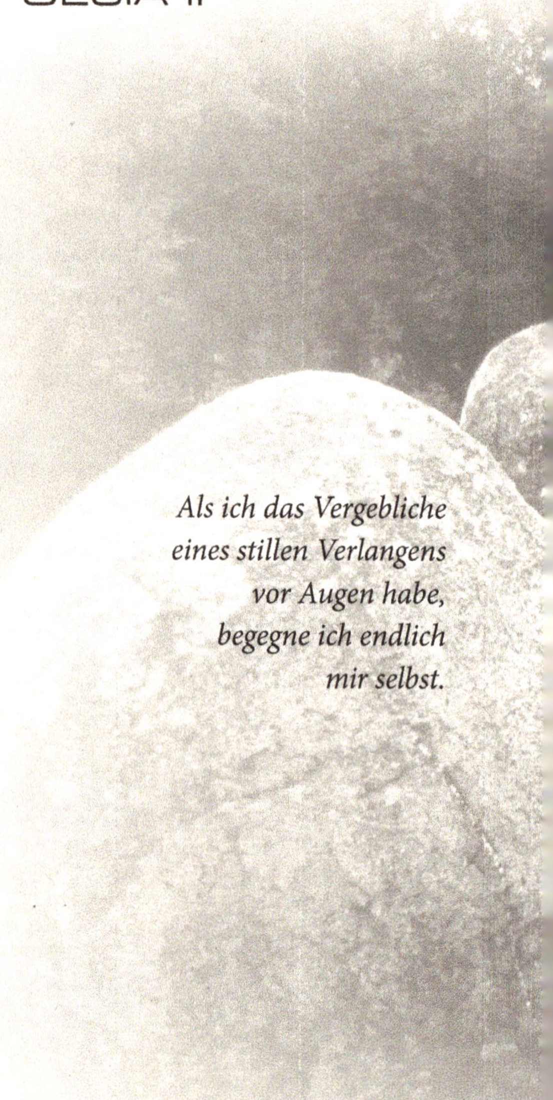

Als ik het vergeefse
van een stil verlangen
onder ogen zie
ontmoet ik eindelijk
mezelf.

Als ich das Vergebliche
eines stillen Verlangens
vor Augen habe,
begegne ich endlich
mir selbst.

Teil II:

VOLKER

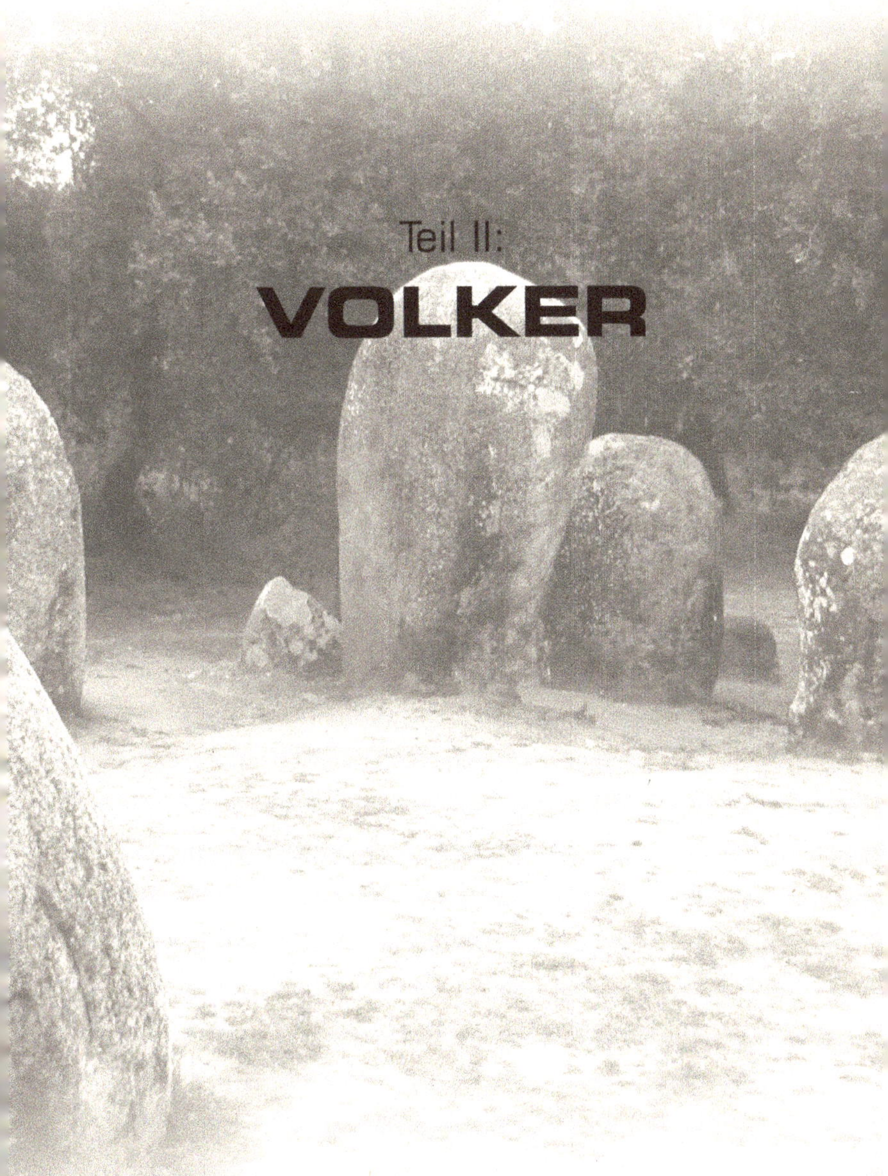

Deutschland, 13. August

Autobahn

Der Anruf erreicht mich gegen dreizehn Uhr, nachdem ich mir gerade ein Wurstbrot mit Gurke gemacht und damit vor dem Fernseher Platz genommen habe.

Es ist seltsam: Bereits das Klingeln des Telefons hat mich in Alarmstimmung versetzt. Hektisch hat es geklungen, hartnäckiger und viel schriller als sonst. Ich weiß natürlich, dass dies nicht sein kann. Ein Telefon bleibt schließlich stets ungerührt vom Inhalt der Signale, die es übermittelt. Dennoch ahne ich sofort, dass etwas mit Echo passiert sein muss.

Nicht zum ersten Mal bedauere ich die Tatsache, dass sie ausgezogen ist und ich sie deshalb nicht täglich sehen kann.

Bitte! Ihr darf nichts passiert sein. Sie ist doch alles, was ich hab.

Leider bleibt meine Sorge nicht unbegründet.

»Herr Birkner, ich rufe an wegen Ihrer Tochter.« Ineke, Echos beste Freundin. Unverkennbar durch ihren niederländischen Akzent, den ich normalerweise äußerst charmant und beruhigend finde. An diesem Tag jedoch spricht sie ganz schnell, ihre Stimme so hoch vor Aufregung, dass sie mir beinahe in den Ohren schmerzt. »Ich habe bei ihr geklingelt. Sie hat nicht geöffnet. Auf ihrem Handy konnte ich sie nicht erreichen. Ich habe ja ihren Notfallschlüssel. Schon lange. Noch nie gebraucht. Aber heute … Ich hatte so eine Vorahnung. Ich bin daher in die Wohnung, um nach ihr zu schauen. Sie war weg. Ebenso ihr Waschzeug, ihr Koffer und einige ihrer Kleidungsstücke. Kein Zettel. Keine Nachricht. Gar nichts. Ich fürchte, sie ist tatsächlich zu dieser Reise aufgebrochen, Herr Birkner. Wir müssen sie unbedingt finden, ehe sie sich was an…« Ein Räuspern. »Ehe ihr etwas zustößt. Ist es in Ordnung, wenn ich gleich vorbeikomme, und wir besprechen das weitere Vorgehen?«

»Ja, natürlich.« Und Ineke legt ohne Abschiedsworte auf.

Fakt ist, das Wurstbrot schmeckt mir nicht mehr. Dennoch esse ich es auf, weil man Lebensmittel ja nicht wegwirft. Außerdem, so vermute ich richtig, brauche ich für das, was kommen wird, noch viel Kraft.

Wenig später klingelt Ineke bei mir an der Tür.

»Ich hätte mich vorgestern nicht von ihr abwimmeln lassen dürfen«, sprudelt es statt einer Begrüßung aus ihr heraus. »Da war ich nämlich bei ihr, und sie war so …, so hektisch und wollte mich loswerden. Sie meinte, sie hätte so viel zu tun, und ich solle lieber ein andermal kommen.«

»Bitte …« Ich führe sie ins Wohnzimmer. »Setzen Sie sich.«

»Okay.« Die Schwangere nimmt im Sessel Platz und redet ungebremst weiter: »Bestimmt hat sie an dem Tag ihre Sachen gepackt. Herr Birkner, ich hätte was merken müssen. Eine Freundin merkt doch, wenn irgendwas nicht stimmt. Aiii!« Sie hält sich den Bauch und stöhnt.

»Machen Sie sich bitte keine Vorwürfe. Sie sind ja wohl in einer … Ausnahmesituation.« Die Wölbung ihres Bauches ist enorm. Im wievielten Monat sie wohl ist? »Bitte regen Sie sich nicht so auf.« Obwohl es wahrscheinlich allen Grund dafür gibt. »Aufregung ist nicht gut fürs Baby.« Ich stelle ihr ein Glas Wasser auf den Tisch und setze mich ihr gegenüber auf die Couch. »Außerdem konnten Sie ja nicht wissen, was sie vorhat. Ich habe ebenso nichts geahnt, dachte, sie hätte diese Reise längst abgesagt.«

»*Nouja*, das hat sie vor mir auch behauptet. *God!* Wenn sie dort wieder so einen Anfall hat … Und sie ist ganz alleine!«

»Bei ihrer Arbeit …«

»Habe ich angerufen. Sie war nicht im Archiv. Schon seit einer Woche. Ihr Chef hat gesagt, sie habe drei Wochen Urlaub genommen.«

»Und Kuno?«

»Der wusste von nichts. Ich schätze, es ist wegen … wegen …«

»Dieser Geburtstagsfeier?« Ich sehe schuldbewusst zu Boden. »Verstehe.«

»Ich dachte echt, es sei besser geworden.«

»Leider nicht.«

Wir hinterlassen auf Echos Handy-Mailbox mehrere Nachrichten: Sie solle sich bitte umgehend bei uns melden und mitteilen, wo sie sich befindet. Wir seien nicht böse auf sie. Im Gegenteil. Wir wollen ihr helfen. Sie in die Arme schließen und über alles in Ruhe reden.

Doch es erfolgt kein Rückruf. Natürlich nicht. Der große Streit ist schon über einen Monat her, aber Echo ist mir gegenüber sehr nachtragend. Es ist um die Sache mit Lot gegangen und um ihr Verhalten deswegen. Jetzt schäme ich mich dafür.

Statt ihr Vorwürfe zu machen, hätte ich für sie da sein müssen. Sie trösten und stärken. Ich habe es nicht getan. Seitdem drückt mich Echo auf dem Handy konsequent weg oder ignoriert meine Anrufe.

Sie würde nie im Traum auf die Idee kommen, mich zu kontaktieren, wenn sie in Schwierigkeiten steckt. Sie meint, sie müsse alles alleine durchstehen. Aber so etwas schafft keiner ohne die Hilfe anderer.

Ich mustere mein Gegenüber, das mit der einen Hand die beachtliche Wölbung des Babybauchs streichelt, mit der anderen ein Smartphone bedient und im Internet nach einer Telefonnummer sucht.

Zum Glück hat Echo ihre beste Freundin. Ineke hat weiterhin einen guten Draht zu ihr. Sie ist viel feinfühliger als ich, hat sogar dann oft die richtigen Worte gefunden, wenn ich bloß hilflos schweigen konnte. Liegt das daran, dass ich ein alter verbitterter Mann bin, dem man den Lebensinhalt genommen hat? Bin ich blind geworden für die Sorgen und Nöte meiner Tochter und schwimme im Selbstmitleid? Aber um mich geht es gerade nicht.

Ich schüttele den Kopf.

»Was?« Ineke ist die Geste nicht entgangen. »Soll ich lieber die Auskunft anrufen?«

»Nein, nein, alles gut.« Ich winke ab und grolle innerlich. Gar nichts ist gut! »Ich habe nachgedacht. Ich habe so viel falsch gemacht. Es ist kein Wunder, wenn …«

»Herr Birkner …«

»Nennen Sie mich Volker, und lassen wir das umständliche Sie.«

»In Ordnung.« Sie legt mir ihre Hand auf die Schulter und lächelt mich zaghaft an. »Es ist nicht Ihre … äh …, deine Schuld, Volker. Es ist nur so, dass Car… Entschuldigung.«

Natürlich weiß mein Gegenüber von meinen Problemen mit dem Zweitnamen meiner Tochter und nimmt Rücksicht darauf.

Diese junge Frau ist echt ein Glücksfall für uns alle.

»Echo«, fährt Ineke fort und streicht sich eine lange blonde Strähne hinters Ohr. »Sie kommt mit der Situation nicht klar. Immer noch nicht. Das geht uns allen so. Aber bei ihr ist es …«

»Ich weiß. Ich weiß.« Ich streife ihren Arm von meiner Schulter. Berührungen kann ich aktuell überhaupt nicht ertragen. Ich stehe hastig auf und tigere im Raum auf und ab. »Bist du fündig geworden?«

»Ja. Das müsste das Hotel sein.« Ineke zeigt mir den Bildschirm ihres Handys, auf dem das Foto einer hübschen Hotelfassade zu sehen ist. Ihr Finger wischt über das Bild. »Und hier steht die Telefonnummer.«

Es ist ihre Idee gewesen, bei der Rezeption des Hotels in Lissabon anzurufen, das Echo und Lot vor einem halben

Jahr gebucht haben. Glücklicherweise habe ich mich an den Namen des Hotels erinnern können.

Vielleicht gibt es dort ja eine Spur von meiner Kleinen.

Das Telefonat übernimmt Ineke, denn sie ist sehr sprachbegabt. Kein Wunder – sie arbeitet als Dolmetscherin für Niederländisch, Deutsch, Französisch, Italienisch, Spanisch, Portugiesisch und Englisch. Zudem tue ich mich schwer, ein Smartphone zu halten, ohne aus Versehen auf irgendwelche Knöpfe zu drücken.

Sie hat auf laut gestellt. Leider verstehe ich gar nichts von dem, was sie sagt, und das Genuschel von der anderen Seite der Leitung ebenso wenig. Daher beobachte ich genau Inekes Mimik, die zuerst vorsichtig hoffnungsvoll wirkt, anschließend von einem Lächeln erhellt wird, bevor die Mundwinkel nach unten sinken.

»*Muito obrigada*«, beendet sie das Gespräch und legt auf. »Sie war wirklich da, ist allerdings nur eine Nacht geblieben. Beim Auschecken hat sie nach dem Weg zu einer Leihwagenfirma gefragt, und die Dame an der Rezeption konnte ihr weiterhelfen. Vermutlich hat sie sich ein Auto gemietet und ist einfach losgefahren.«

»Meine Güte!« Ich muss mich wieder hinsetzen. »Hat sie gesagt, wo sie hinfahren wollte, oder was sie vorhat?«

»Die Frau am Telefon hatte jedenfalls keine Ahnung. Ihr ist nichts komisch vorgekommen. Laut ihr sah Ca… Echo gesund aus und fröhlich.«

»Fröhlich?«

»Nun ja, wie eben eine Touristin aussieht, die Urlaub macht und sich auf ihre Reiseziele freut.«

»Hat sie sich denn nicht gewundert, dass ein Zimmer für zwei gebucht war, obwohl nur eine Person …«

»Echo hat behauptet, ihr Mann sei schon draußen.«

»Oh Gott.« Der Zustand meiner Tochter macht mir Angst. »Hast du vielleicht eine Idee, wo sie hingefahren sein könnte?«

»Soweit ich weiß, wollte sich Carmen … entschuldige.«

»Nein, lass. Nenn sie ruhig bei diesem Namen. Da muss ich durch. Ich habe mich viel zu lange viel zu blöd angestellt. Ich muss meine Fehler wiedergutmachen. Alles, damit es meiner kleinen lieben Ech… *Carmen* … wieder besser geht.«

Der Name hallt eine Weile in mir nach, richtet aber keinen Schaden an. Ich stelle fest, dass Ineke daraufhin zaghaft lächelt. »Also, was weißt du?«, frage ich sie.

»Carmen und Lot wollten auf jeden Fall diese vorgeschichtlichen Steinkreise besichtigen.«

»Steinkreise? Ja, das passt zu ihr. Und wo sind die?«

»*Momentje.*« Ineke wischt eine Weile auf ihrem Handy herum, tippt irgendwas. »Hier: die *Cromlechs von Almendres.* Das müssen sie sein.«

Sie klickt eine Seite auf und lässt mich mitschauen. Sofort präsentieren sich uns Bilder von aufrechtstehenden, übermannshohen Steinen. *Menhire* werden sie auf der Homepage genannt.

»›Das Stonehenge von Portugal befindet sich im Distrikt Évora im Alentejo‹«, liest Ineke vor und öffnet eine Online-Landkarte. »Das ist etwa hundertvierzig Kilometer südöstlich von Lissabon. Und diese Steinkreise sind noch mal etwa zwanzig Kilometer von Évora entfernt. Vielleicht wollte sie dorthin.«

»Meinst du, sie spult ihr Besichtigungsprogramm einfach ab, als ob nichts gewesen wäre?«

»*Geen idee.*« Ineke zuckt mit den Schultern. »Und was machen wir zwei jetzt?«

»Ich würde sagen, wir melden meine Tochter bei der Polizei als vermisst und lassen sie in Évora und Umgebung suchen.«

Sie schüttelt den Kopf. »Muss das sein?«

»Na, auf jeden Fall!«

»Volker, wenn wir das tun, verlieren wir Carmen.« Ineke blickt mich aus weit aufgerissenen Augen an. »Wenn wir die Polizei einschalten … Das ist ein Vertrauensbruch ohnegleichen. Außerdem: Bestimmt können die sowieso noch keine Fahndung rausgeben. Es ist keine zwei Tage her, dass Carmen verschwunden ist. Wie stellst du dir das vor? Dass die Portugiesen nach einer deutschen Erwachsenen fahnden, die überhaupt nichts verbrochen hat? Die in den Urlaub gefahren ist, um sich vom Stress der letzten Monate zu erholen?«

Da hat sie einen Punkt. Entwaffnet kreuze ich meine Arme vor der Brust. »Was schlägst du stattdessen vor?«

Sie tippt etwas Neues in die Tastatur ihres Handys. »Wir buchen einen Flug nach Portugal und suchen dort selbst nach unserer Kleinen.«

Wenn mir am Morgen jemand gesagt hätte, ich würde einen halben Tag später – nach dem Okay von Inekes Arzt – zusammen mit der hochschwangeren Freundin meiner Tochter zum Frankfurter Flughafen aufbrechen, um dann bei Sauwetter stundenlang auf der Autobahn im Stau zu stehen, hätte ich denjenigen für völlig verrückt erklärt.

Und doch verhält es sich so.

Es schüttet wie aus Eimern, und ungeachtet der Jahreszeit ist es bereits um neunzehn Uhr recht düster. Die Scheinwerfer meines Mercedes versuchen, durch die Regenwand zu schneiden und bohren bloß wabernde Löcher hinein. Dicke Regenwolken drücken dunkelblau, fast schwarz vom Himmel und drohen damit, die Blechkarawane, deren Bestandteil wir sind, unter sich zu zerquetschen.

Ich trommle mit den Fingern auf dem Lenkrad herum. »Hoffentlich kommen wir rechtzeitig an.«

Ineke streichelt ihren Bauch, der unter dem Sicherheitsgurt noch dicker wirkt als daheim im Sessel.

»Jaja. Das klappt schon. Wir haben noch knapp drei Stunden Zeit, und wenn wir erst mal da sind, haben wir ruckzuck eingecheckt. Kuno und ich sind früher oft verreist. Der Frankfurter Flughafen ist trotz seiner Größe recht übersichtlich aufgebaut.«

»Na, hoffentlich. Was sagt denn dein Mann dazu, dass du fliegst? In deinem Zustand?«

»Keine Sorge. Bis zum Geburtstermin sind es noch über vier Wochen. Und wenn mein Arzt Bedenken gehabt hätte, hätte er mich nicht fliegen lassen. Kuno wäre gerne mitgekommen, aber er hat zu viele Terminaufträge. Er arbeitet nahezu rund um die Uhr und kann die Werkstatt unmöglich dicht machen. Trotzdem will er genauso wie wir, dass Carmen so schnell wie möglich gefunden wird.« Ineke tätschelt ihr Handy, das einsatzbereit auf ihrem Schoß liegt. »Er wird bei der Suche live dabei sein. Ich halte ihn per WhatsApp auf dem Laufenden.«

»Kannst du sehen, wie weit die Unfallstelle weg ist?«

»Nein, ich …« Ein blauer Lichtblitz vor mir lenkt mich ab, zerrt Erinnerungen aus Abgründen in mir hervor, die ich längst zugeschüttet zu haben glaube.

Rotierendes Blaulicht. Ein Sanitätswagen. Stimmenwirrwarr.

»Was ist los?« Inekes Frage lässt mich zusammenfahren.

»Nichts«, wimmele ich ab. »Es ist nur …«

»Du denkst auch gerade an … an *ihn?*« Ich nicke bloß. »Willst du darüber reden?« Ich schüttele den Kopf.

Warum sollte ich über etwas reden wollen, wofür es keine Worte gibt?

Das Blaulicht vor mir ist zwar ein ganzes Stück entfernt, dennoch reißt es mich unaufhaltsam in den Sog der Erinnerung.

Es war der letzte Mittwochabend im April. Überraschend für uns alle war nach einem kurzen Frühlingsintermezzo der Winter zurückgekehrt. Vom einen auf den anderen Tag Schneeregen.

Ich schürte gerade an, während Echo in der Küche mit der Zubereitung des Abendessens beschäftigt war. Sie machte Krautwickel mit Hackfleischfüllung, Salzkartoffeln und Specksoße. Lots Leibspeise, und seitdem meine Tochter diese in Perfektion zubereiten konnte, meine ebenfalls. Der Duft nach gekochtem Kohl schwebte durchs ganze Haus, und mir knurrte der Magen.

Bald würde mein Schwiegersohn von der Arbeit kommen. Wie gewohnt zu Fuß, denn seine Bankfiliale war nicht weit von hier, außerdem verbrachte Lot gerne Zeit an der frischen Luft. »Das Hirn lüften«, pflegte er zu sagen. »Die Arbeit aus dem Kopf rausblasen.«

Dafür wird heute der beißende Wind sorgen. Ich schmunzelte. *Lot ist ein wahrer Traumschwiegersohn, und es ist wunderbar, dass er und Echo zu mir gezogen sind und jetzt das obere Stockwerk bewohnen. Seitdem ist Leben im Haus, endlich wieder! Und wenn die zwei einmal Kinder kriegen …*

Ein jähes Krachen riss mich aus meinen Tagträumereien. »Echo?« Ich legte einen Scheit Holz in den Ofen und richtete mich auf. »Ist was passiert?«

Gleichzeitig fragte meine Tochter, die auf einmal hinter mir stand: »Papa, bist du okay? Ich hab Lärm gehört und dachte …«

»Das muss von draußen gekommen sein. Vielleicht machen die Nachbarskinder eine Schneeballschlacht und haben ein Fenster zerdeppert?«

»Das hörte sich nach was Größerem an«, meinte Echo.

Ich linste aus dem Wohnzimmerfenster. »Da stehen etliche Leute um ein Fahrzeug herum. Ein Kleintransporter. Meine Güte! Der hängt in der Gartenmauer unseres Nachbarn. Ins Rutschen geraten wegen Glatteis?«

»Der arme Fahrer. Hoffentlich ist ihm nichts passiert.«

»Nein. Er steigt aus. Bisschen wackelig auf den Beinen ist er. Das Auto ist wahrscheinlich Schrott. Ich gehe nachschauen.«

»Muss das sein? Wenn schon so viele draußen sind … Gaffer brauchen die keine.«

»Ich bin kein Gaffer.« Empört stemmte ich die Hände in die Hüften. »Vielleicht kann ich ja helfen.«

Aus der Küche kam ein leicht verbrannter Geruch. »Oh nein, die Kartoffeln kochen über!« Im Davonhasten rief

Echo mir zu: »Bitte, geh nicht so nah ran! Pass auf dich auf! Ich komme gleich nach.«

»Ja, ja.« Ich schlüpfte in meine Jacke, pflückte den Haustürschlüssel vom Haken und ging nach draußen. Beißende Kälte empfing mich.

Die Nachbarskinder Richard und Johanna standen auf dem Gehsteig. Der ältere Junge hatte seine Arme schützend um seine Schwester geschlungen. Das Mädchen heulte. Der Vater der beiden, Jonas, steckte sein Handy in eine Jackentasche und schloss beide Kinder fest in die Arme.

Er sah zu mir auf. Die Augen vor Schreck geweitet. »Der ist auf uns zugeschlittert – einfach über den Gehsteig gerumpelt! Glatteis … Hat die Kontrolle verloren – dabei war er gar nicht schnell unterwegs! Die Straße, die Kurve … spiegelglatt. Er hat gebremst, aber das Fahrzeug hat sich nur gedreht, statt anzuhalten. Volker! Wenn Lot nicht gewesen wäre, Johanna wäre jetzt … *Er* hat sie aus dem Weg geschubst. *Er* hat sie gerettet.«

Ich ließ meine Nachbarn stehen und wechselte die Straßenseite. Der Asphalt war tatsächlich vereist. Nur ganz langsam schlurfte ich voran, näherte mich dem Lieferwagen von hinten. Feine Eiskristalle regneten auf mich herab. Mein Atem entwich in einer weißen Wolke, schien im diffusen Licht der untergehenden Sonne zu wabern, und ich hörte ein rhythmisches Klacken, das aus dem noch warmen Motorraum stammen musste. Auf der Hecktür befand sich ein Schriftzug in Grün:

ÖKOLOGISCHE
PACKWAREN
LIPSNER

Jemand eilte an der Flanke des Kastenwagens entlang zum Heck, riss die rechte Türhälfte auf und zerteilte die Aufschrift in:

ÖKO

PA

LIPS

Der Mann, vermutlich der Fahrer, zog ein Warndreieck aus dem Laderaum und stellte es auf, während ein anderer neben einem auf dem Boden liegenden Körper kauerte. Ich ging näher heran und erkannte den Ersthelfer an seinen langen Haaren: ein weiterer Nachbar.

»Kuno! Was ist hier passiert?« Er schüttelte bedrückt den Kopf und richtete sich auf. Tränen glitzerten in seinen Augen. Mein Blick ruckte zum reglosen Körper. Ein bleiches Gesicht auf schwarzem Asphalt, die Lippen leicht geöffnet, blaue Augen, die ins Leere starrten. Ein blonder Lockenschopf in einer Lache aus Blut, die sich mit dem Schneeregen vermischte. Der Brustkorb – zerquetscht. Überall Blut.

Mein Schock war so groß, dass ich rückwärts taumelte und mich am Kleintransporter abstützen musste, um nicht hinzufallen. Und alles verlor sich in einem Durcheinander aus Geräuschen und Bildern. Das Herannahen der Sirene von Notarzt und Polizei. Blaue Lichtblitze, die die Abenddämmerung zerschnitten. Das Heulen des Mädchens. Das Geplapper verschiedener Leute.

Und dann eine Stimme, die ich aus allen heraushören konnte: »Was ist los?« Meine Tochter drängte sich an mir vorbei.

»Nein, Liebes. Bleib hier.« Meine Stimme, die überhaupt nicht wie meine klang. »Sieh dir das nicht an.« Das leuchtende Weiß ihrer weit aufgerissenen Augen. Das Unverständnis in ihrem Gesicht. Die Lichtblitze über und unter mir. Sie spiegelten sich in der Oberfläche des gefrorenen Wassers auf der Straße.

»Ca… Carmen.« Kuno schob sich zwischen mich und Echo. Er übernahm für mich, da ich nicht dazu in der Lage war, ihr die Wahrheit zu sagen. »Es ist etwas geschehen. Lot. Er …, er ist tot.«

Verloren

»*Goddank!*« Inekes Ausruf hebt sich kaum ab von dem nie enden wollenden Schrei meiner Tochter aus der Vergangenheit, der noch immer in meinem Kopf nachhallt. »Nur ein Lkw mit Motorschaden. Der Stau lockert sich auf. Sag mal, weinst du, Volker?«

Ich wische mir hektisch übers Gesicht, muss blinzeln, um einigermaßen klar die Straße vor mir erkennen zu können. Eigentlich will ich nicht reden, doch die Worte rollen mir einfach über die Zunge: »Ich bin schuld, Ineke.«

»Was? Schuld? Woran denn?«

»Es ist der Name: Echo.« Ich schaue stur geradeaus, will partout vermeiden, ihrem Blick zu begegnen. »Ein Echo babbelt nur nach, bis es verstummt«, erkläre ich mit den Worten meiner zehnjährigen Tochter. »Alles wiederholt sich: Ich verliere meine Frau. Und meine Tochter verliert ihren Mann. Das ist eine Art Fluch oder so. Und ich bin schuld daran. Ich wollte nie, dass meine Tochter dasselbe durchmachen muss wie ich.«

»Du glaubst, das alles ist passiert, weil du ihr den Namen Echo gegeben hast? Volker, ich bitte dich!«

»Sie wollte kein Echo sein, nicht bloß wiederholen, sondern ein eigener Mensch sein. Ein eigenes Lied. Ein eigener Soundtrack.«

»Das ist sie doch! Und du bist nicht schuld. Das, was Lot passiert ist, war ein Unfall. Grauenvoll. Unvorhersehbar und ...« Sie schluckt, hat selbst schwer zu kämpfen, »verdammt unfair, dass das ausgerechnet ihm und unserer lieben Carmen passieren musste. Aber es ist, wie es ist. Leider. Keiner von uns wäre in der Lage gewesen, das zu verhindern. Das Einzige, was wir jetzt tun können, ist, nach Carmen zu suchen, sie zu finden und in die Arme zu schließen. Volker, wir kriegen das hin!«

Ich spüre ihre Hand auf meinem Knie. Normalerweise hätte ich mich dieser Berührung sicher entzogen. An diesem Tag bin ich hingegen sehr froh, nicht mit mir alleine zu sein.

»Ich habe furchtbare Angst um sie. Ineke, wenn meiner Tochter etwas passiert, das ertrage ich nicht.«

»Es wird ihr nichts passieren.«

»Woher willst du das wissen?«

»Weil ...« Sie atmet tief durch und deutet nach vorne, »weil wir jetzt die Ausfahrt zum Flughafen nehmen. In zwei Stunden fliegen wir nach Portugal und sammeln die verlorene Tochter wieder ein.«

In den folgenden Stunden ist so viel los, dass ich kaum Gelegenheit zum Nachdenken bekomme: Parken, Koffer aufgeben, einchecken, nach dem richtigen Gate suchen. Stets darauf bedacht, Ineke nicht aus den Augen zu verlieren. Sie scheint von uns beiden diejenige zu sein, die Regie führt. Mein erster Flug. Im Alter von neunundsechzig Jahren.

Ich sitze am Fenster, sehe lediglich mich im Glas gespiegelt, da es draußen stockdunkel, im Flugzeug hingegen fast taghell ist. Ich bin müde, doch vom vielen Kaffee und vor Sorge um meine Tochter so aufgedreht, dass an Schlaf nicht zu denken ist.

Ob Echo schon schläft? Wo? Ist sie in Évora?

Gegen Mitternacht landen wir in Lissabon. Wir holen unsere Koffer, nehmen ein Taxi zu dem Hotel, in dem Echo eine Nacht verbracht hat. Um drei Uhr nachts befinde ich mich schließlich alleine in meinem Zimmer. Es ist bedrückend still. Nur ab und zu vernehme ich das leise Rumpeln des Fahrstuhls, Schritte im Flur oder das ferne Rauschen eines Autos, das draußen vorbeifährt. Ich habe das Nachttischlämpchen an, weil ich Dunkelheit aktuell überhaupt nicht ertragen kann. Ich betrachte meine Füße in den Hausschuhen.

Auch Echo hat Hausschuhe angehabt, als sie auf dem Bordstein saß … Erneut fühle ich mich in diese schreckliche Nacht katapultiert.

Das Blaulicht schickte fortwährend Blitze in die Nacht und ließ Echos Gesicht weißer aussehen als die Schneeflocken, die immer dichter vom Himmel fielen. Sie saß, ungeachtet der Kälte, auf dem Gehsteig. An ihren Füßen hatte sie ihre Hausschuhe anstelle von Straßenschuhen. Ihre Finger spielten mit dem Schnee, der sich in Lots Blut rot färbte und schmolz.

Kuno ging neben ihr in die Hocke. »Bitte, steh auf, Carmen. Komm mit ins Warme.« Echo starrte einfach geradeaus, reagierte auf nichts und niemanden. Der Anblick brannte sich irreparabel in mein Gedächtnis.

Hinter mir ein hydraulisches Lärmen, das mich dazu zwang, mich umzudrehen. Der Unfallwagen wurde verladen. Ich schaute eine Weile unentschlossen zu, stand da, als gehöre ich nicht dazu.

Einer der Polizisten, Joachim, den ich von früher kannte, brachte sein Beileid zum Ausdruck. Ich konnte nur nicken. Er ging weiter zu Echo und Kuno. Aus der Richtung kam Geschrei. So schrill, dass es wehtat. Mein rechtes Augenlid zuckte. Meine Tochter rannte an mir vorbei zum Leichenwagen. Sie öffnete den Reißverschluss des Leichensacks, zog einen Arm Lots heraus, der dann aus dem Kofferraum baumelte. Echo schrie und heulte und zerrte an dem Arm herum.

»Lot, komm raus! Komm mit mir! Lieg hier nicht einfach so rum! Ich brauche dich! Jetzt! Raus! SOFORT!«

Leute scharten sich um sie, versuchten sie zur Räson zu bringen.

Ich hingegen tat nichts, stand nur da. Nutzlos. Überflüssig, während sich Kuno um Echo bemühte. Lots bester Freund nahm sie in die Arme, rieb ihr den Rücken, redete pausenlos auf sie ein, hob sie schließlich hoch und trug sie in Richtung Haus. Sie hing in seinen Armen, schmutziger Wäsche gleich, während andere den Arm Lots zurücksteckten, den Leichensack und schließlich den Kofferraum schlossen und zusammenpackten.

Joachim stand erneut bei mir. »Sie wird Hilfe benötigen, Volker, um das alles zu verarbeiten. Ich kenne eine Dame von der Trauerbegleitung, Maria heißt sie. Wir haben schon öfter mit ihr zusammengearbeitet. Ich suche dir

Adresse und Telefonnummer raus. Ein Gespräch mit ihr würde euch allen bestimmt guttun.«

Wieder nickte ich nur.

Im Haus war die Lage kaum besser. Ineke war später nachgekommen. Sie hatte auswärts dolmetschen müssen und war per WhatsApp von Kuno über das Unglück informiert worden. Sie hatte arg zu kämpfen gehabt, wie wir alle. Sie streichelte pausenlos Echos Rücken. *»Lieverd, mijn arme schat …«*

»Wieso?« Plötzlich sprang Echo auf. In ihrem Gesicht ein Lächeln. Sie schaltete den Herd ein, wärmte das Essen auf. »Das war überhaupt nicht Lot in dem Sack. Und weißt du, wieso? Lot wäre nicht einfach liegengeblieben, wenn ich nach ihm rufe. Lot wäre aufgestanden. Er würde zu mir stehen und nicht einfach tot sein! Das würde er nie tun. Nein, das käme ihm nie in den Sinn.« Sie öffnete den Schrank und holte fünf Teller heraus. »Einer für Papa, einer für Kuno, einer für Ineke und die beiden für Lot und mich.« Sie lachte. »Macht nicht so lange Gesichter. Lot kommt gleich.« Sie stellte die Teller auf den Tisch und klapperte danach mit dem Besteck. »Er muss heute länger arbeiten. Macht Überstunden. Das macht er in letzter Zeit häufig. Denn er ist der wichtigste Mitarbeiter in der Bank. Sein Chef kann gerade überhaupt nicht auf ihn verzichten.« Echo legte Messer, Gabeln und Löffel vor mich hin. »Kannst du bitte austeilen?«, fragte sie und fuhr fort: »Der Kerl in dem Sack, mit dem weißen Gesicht: Das ist ein Fremder. Der hatte ja nicht mal den Ehering am Finger stecken.«

»Was?« Ich wusste nicht, wer die Frage in den Raum stellte. Kuno? Ich?

»Lot trägt seinen Ring immer am Finger, wie ein Statussymbol.« Ganz gelassen kamen Echo die Worte über die Lippen. »Nutzt jede Gelegenheit, ihn anderen zu zeigen, denn er will damit angeben. Er ist nämlich stolz darauf, mit mir verheiratet zu sein. Er will nicht ohne seinen Ehering sein. Genauso wenig wie er ohne mich sein will. Oder ich ohne ihn.«

»Der muss wohl beim Unfall verloren gegangen sein.« Der Einwurf kam von mir.

Sie ignorierte ihn und holte die Krautwickel aus dem Ofen. »Ich denke, Lot hat nichts dagegen, wenn wir ohne ihn anfangen, solange wir ihm die größte Roulade übriglassen.« Sie stellte die Kasserolle auf den Tisch, summte dabei die Melodie von »Schneeflöckchen, Weißröckchen«.

»So. Wer hat Hunger?«

Portugal, 14. August

Lissabon

In Hotelbetten konnte ich noch nie besonders gut schlafen. Doch diese Übernachtung stellt alles Bisherige in den Schatten. Ich wälze mich im Schlaf hin und her, wache mehrmals mit rasendem Herzschlag auf, ohne zu wissen, wovon ich geträumt habe, und frage mich, wo ich mich befinde. Am nächsten Morgen bin ich müder als zuvor, und das Frühstück hinunterzuwürgen ist eine Qual.

Ineke geht es ähnlich. »Aber ich muss essen. Das Baby hat Hunger.«

Sie schmiert Erdbeermarmelade auf ein Brötchen, das sie zuvor dick mit Käse belegt hat. Auf ihrem Teller: Rühreireste und fettglänzende Speckstreifen. Alleine der Anblick dreht mir den Magen um. Ich bleibe lieber bei Kaffee mit trockenem Hörnchen, wobei ich die halbe Tasse aufgrund von Magenzwicken stehenlasse.

»Was machen wir, wenn wir Carmen bei diesen Steinkreisen finden?« Ineke beißt in ihr Brötchen, und ich beobachte, wie ihre Lippen einen frischen Anstrich aus Erdbeermarmelade erhalten.

»Die Frage lautet vielmehr: Was machen wir, wenn wir sie bei diesen Steinkreisen *nicht* finden?«

Darauf weiß sie keine Antwort. Sie schleckt gedankenversunken die Marmelade vom Mund. Wir verbringen den Rest des Frühstücks schweigend, was mich an die drei stillen Wochen erinnert, die auf jene schicksalsträchtige Nacht gefolgt sind.

Danach war nichts mehr, wie zuvor.

Meine sonst so fleißige Echo war dazu übergegangen, überhaupt nichts mehr zu unternehmen. Von der Arbeit war sie vorerst befreit. Sie ging nicht mehr nach draußen, kein Spaziergang, kein Einkauf, ja, nicht einmal ein einziger Friedhofsbesuch seit der Beerdigung. Weder alleine noch in Begleitung.

Echo stand zwar frühmorgens auf, kleidete sich an, machte Frühstück. Danach saß sie jedoch nur auf der Eckbank und starrte vor sich hin. Den ganzen Tag lang. Sie las keine Zeitung, sie sah nicht fern. Sie telefonierte nicht, schaute nicht aufs Handy. Sie tat einfach gar nichts. Manchmal wirkte sie auf mich, als würde sie warten. Das Einzige, wozu sie noch in der Lage war.

Warten. Worauf? Auf das Ende des Tages? Auf Lots Rückkehr?

Abends ging sie ins Bett. Immer zur gleichen Uhrzeit: einundzwanzig Uhr. Ins Ehebett, das unverändert mit Bettzeug für zwei bezogen war. Selbst der Jogginganzug, den Lot nach der Arbeit gerne anzuziehen pflegte, hing stets über dem Stuhl, als erwartete er seinen Träger.

Echo half auch nicht im Haushalt mit. Ganze drei Wochen. Jeden Tag das gleiche Spiel. Und wie so häufig sagte ich nichts, nahm es einfach hin und ließ sie gewähren.

Echo hat schwer genug zu tragen. Da kann sie sich durchaus ein paar Tage hängen lassen. Das wird schon wieder. Sie braucht Zeit.

Dass dieses Gewähren-Lassen ihren Zustand bloß verschlimmerte, ahnte ich wohl. Ich kannte es ja von mir selbst. Trotzdem unternahm ich nichts dagegen. Ich fühlte mich vollkommen machtlos. Und so übernahm ich eben meinen Haushalt komplett und Teile des ihren. Ohne zu murren. Ja, ohne überhaupt irgendetwas zu sagen.

Im Haus war es still geworden. Totenstill. Ich konnte es nicht mehr ertragen, beschloss, die Stille zu unterbrechen und warf im ersten Stock den Staubsauger an, um mich von dem Schmerz in ihren Augen abzulenken, den ich sogar sah, selbst wenn ich ihr gerade nicht gegenübersaß.

Ihr Schmerz ist mein Schmerz.

Während sie meine Selbsttherapie kommentarlos wahrnahm, wahrnehmen musste, wusch, backte, kochte ich, saugte noch Staub an Stellen, wo ich bereits gewesen war. Und dann vernahm ich das Klingeln an der Haustür. Ich stellte den Staubsauger ab und lauschte. Sehr zu meinem Erstaunen hörte ich Schritte. Echos schlurfende Schritte zur Tür.

Ich stieg die Treppe nach unten. Gerade rechtzeitig, um Zeuge einer merkwürdigen Szene zu werden. Eine männliche Stimme beendete einen Satz. Gedämpft klang sie. Ich wusste nicht, worum es ging, und auch nicht, wer da draußen sprach. Ich sah Echos Rücken vor mir, gebeugt, mit herabhängenden Schultern.

Meine Tochter wirkt viel kleiner als sonst. Ein Kind, das eine Tracht Prügel eingesteckt hat.

Ich befürchtete, sie würde vor mir zusammensacken. Ich stand bereit, um sie aufzufangen, doch völlig unerwartet verwandelte sie sich in eine Furie und stürzte sich auf ihr Gegenüber.

»Mörder!« Ihre Stimme überschlug sich. »MÖRDER!« Sie trommelte auf Brust und Schultern des Mannes ein. Der torkelte zurück, stolperte, konnte sich gerade noch am Treppengeländer fangen. Er ging langsam rückwärts nach unten. Und dann erkannte ich ihn: *Lipsner, der Fahrer des Unfallwagens. Was tut er denn hier?*

»Es tut mir alles so leid. So furchtbar leid.« Tränen rollten ihm übers Gesicht. Er sah selbst hohlwangig aus, hatte schwarze Ringe unter den Augen und wirkte, als hätte er nächtelang nicht geschlafen.

Echo hastete hinterher, um weiter auf ihn einzuprügeln. Er ging zu Boden. Sie war über ihm, und er wehrte sich nicht, ließ alles über sich ergehen. Ich erwachte aus meiner Lethargie, eilte die Treppe hinunter und zerrte meine Tochter von dem Mann weg. Sie, mit knallrotem Gesicht, Blitze tobten in ihren Augen: »Papa!«

Bizarr, aber in diesem Moment war ich froh, ein Wort aus ihrem Mund zu hören, selbst wenn es von Wut getränkt war. Von mir aus hätte sie auf mich eindreschen können. Alles wäre mir recht gewesen, wenn endlich – endlich! – diese starre Maske von ihrem Gesicht verschwinden würde. Zum ersten Mal seit drei Wochen zeigte sie eine Regung. Ich streckte meine Arme nach ihr aus.

»Lass mich!« Sie schlug meine Hand aus dem Weg, wandte sich noch einmal zu Lipsner um, als wolle sie ihm ins Gesicht spucken. Sie entschied sich anders, preschte an mir vorbei ins Haus.

Ich war hin- und hergerissen. Echo folgen oder diesem Mann aufhelfen? Erneut versagte ich als Vater kläglich. Ich entschied mich dafür, Lipsner aufzuhelfen. Seine Augen waren tränenüberströmt.

»Tut mir leid«, krächzte ich. »Meine Tochter …«

»Nein, mir tut es leid.«

Er schüttelte den Kopf, schaute dabei zu Boden. Dann zwang er sich dazu, mir in die Augen zu sehen. Ich merkte, wie schwer ihm das fiel. »Sie hat ja recht. Ich bin ein Mörder. Ich bin schuld. Ich war zu schnell unterwegs auf glatter Straße.«

»Die Polizei und meine Nachbarn haben beteuert, Sie waren nicht zu schnell. Ihr Wagen hatte Winterreifen dran. Sie haben getan, was Sie konnten. Es war das Eis auf der Straße.«

Keine Ahnung, weshalb ich den Mann verteidigte. Ich wiederholte lediglich die Worte Joachims. Sie kamen mir automatisch über die Lippen. »Das Blitzeis … Das hätte jedem passieren können.«

»Es ist aber mir passiert. Und ich muss nun damit leben, einen Menschen umgebracht zu haben und keine Vergebung zu erfahren. Es tut mir unendlich leid, was ich Ihrer Familie angetan habe. Ich wünschte, ich könnte mit dem Toten die Rollen tauschen, wünschte, *ich* läge unter der Erde anstelle von ihm.«

Erst jetzt bemerkte ich den Briefumschlag, den er in seiner Linken hielt.

»Bitte, nehmen Sie das. Ich kann nicht … Ich würde so gerne … Frau Köhler wollte von mir nichts annehmen.« Er drückte mir ein gepolstertes Kuvert in die Hand.

»Was ist das?«

»Es ist für Frau Köhler. Ich …« Er öffnete seinen Mund, schloss ihn wieder und wandte sich zum Gehen. Seine Tränen, seine verkniffenen Lippen und der gebückte Gang – eine weitere Szene, die nie aus meinem Gedächtnis verschwinden würde. Ein gebrochener Mann.

Und meine Tochter folgte wenige Stunden danach. Lipsners Briefumschlag hatte sie nicht mitgenommen. Ungeöffnet lag er seitdem bei mir im Wohnzimmerschrank, in dem Fach mit den Tischdecken.

»Ich will kein Geld von dem! Sein Beileid kann er sich sonst wohin stecken. Und du auch, Papa!«, raunzte sie mich an. »Ich muss weg! Alles erinnert mich hier an den Unfall. Ich nehme mir ein Hotelzimmer, und sobald ich eine eigene Wohnung gefunden habe, bin ich weg. Ich kann das hier nicht mehr!«

Ich verstand sie nur allzu gut.

Nachdem der Spediteur einige Tage später ihre Möbel und Kartons aufgeladen hatte und davongerumpelt war, stand ich noch lange draußen und sah die Straße hinunter. In die Richtung, in die Echo verschwunden war. Das Vogelgezwitscher und die mich umschwirrenden Zitronenfalter empfand ich unpassend, ja: störend.

Mein Nachbar Jonas gesellte sich stumm zu mir. Erst standen wir da, schwiegen eine Weile gemeinsam. Dann nickte er mir zu, wir gingen in seinen Wintergarten, tranken eine Tasse Kaffee. Und von Jonas erfuhr ich schließlich Details des Unfallhergangs.

»Darf ich ihn sehen? Den Ring, darf ich ihn sehen?« Johanna, die Nachbarstochter, hüpfte um meinen Schwiegersohn herum, woraufhin Lot ihr seine Hand entgegenstreckte. Die Kleine war gut gelaunt. Sie mochte meinen Schwiegersohn sehr. »Darf ich ihn mal halten? Darf ich ihn mal halten?«

Lot gab ihr erst nach einem kurzen Zögern den Ring. »Aber sei vorsichtig damit, meine kleine Jodel-Anna. Versprichst du mir das? Dieser Ring ist sehr, sehr wertvoll für mich.«

»Ja klar, verspreche ich das! Ich werde den Ring hüten wie meinen Augapfel.« Sie grinste breit. »So sagt ihr Erwachsenen das doch, gell?«

»Ähm, ja.« Und Lot reichte ihn ihr.

»Lass uns Hochzeit spielen!« Das Mädchen zerrte an Lots Arm, schwang ihn hin und her, während es weiter munter um ihn herumhüpfte. »Dam, dam, dadam. Dam, dam, dadam!«

Lot wirbelte mit Johanna ein paar Mal im Kreis, bevor sie sich von ihm löste und im Seitgalopp über den Gehsteig hopste.

»Pass auf, es ist rutschig!« Richard zeigte seiner kleinen Schwester Blätter auf dem Boden, die nass glänzten und eine schmierige Schicht bildeten. »Nicht, dass du hinfällst und dir wehtust. Dann weinst du bloß wieder.«

»Ich fall schon nicht hin. Und weinen tu ich auch nicht. Bin doch kein Baby mehr.« Sie lachte und steckte sich den Ring an den Daumen. »Der ist mir viel zu groß. Ich brauche einen anderen Ring. Papa, ich will auch mal so einen schönen Ring haben wie Lot. Meinst du, ich krieg so einen, wenn ich groß bin? Einen, der mir passt?«

Und dann näherten sich schlingernde Scheinwerfer, wischten in Schlieren vor ihnen hin und her. Der Anblick war so unwirklich, dass er sie alle versteinerte. Nur einer reagierte geistesgegenwärtig.

»Pass auf, Johanna!« Der Schrei Lots. Das Schubsen.

KRACH!

Und aus.

»Johanna muss den Ring fallen gelassen haben.« Jonas führte seine Spekulation weiter. »Sie hat ihn tagelang gesucht, ist die Straße so oft abgelaufen. Sie hat viel geweint, weil sie Lot versprochen hat, darauf aufzupassen. Aber der Ring bleibt verschollen. Vielleicht ist er ja mit den Trümmern des Frachtwagens entsorgt worden.«

»Ja, vielleicht«, entgegnete ich.

»Dieser Lipsner hat Nerven! Dass der sich hierher getraut hat … Wollte wohl sein schlechtes Gewissen erleichtern. Na ja, gebracht hat es ihm nichts. Ich habs vom Fenster aus gesehen. Respekt! Deine Tochter hat einen brutalen rechten Haken.«

Ich musste ein komisches Gesicht gemacht haben, denn Jonas entschuldigte sich sofort. »Tut mir leid, Volker. Der Kommentar war unangebracht. Das alles ist nicht so einfach. Für keinen von uns. Ich … weiß nicht, ob es eine gute Idee vom Lipsner war hierherzukommen. Der hat doch alles nur wieder aufgerührt. So kann Echo doch nie abschließen.«

»Abschließen. Ja.« Das war das Einzige, was ich zu Jonas hatte sagen können. Seitdem hatte ich mit ihm höchstens das Nötigste gesprochen. Kein gemeinsames Kaffeetrinken mehr. Keine Kartenspiel- oder WM-Abende. Wir hatten uns nichts mehr zu sagen. Er hatte ja seine Tochter noch. Wohingegen ich meine verloren hatte. Gewissermaßen.

Polizei

Keine Ahnung, was ich mir von diesen Steinkreisen versprochen habe. Dass in deren Mitte meine Tochter auf mich warten und mir freudestrahlend zuwinken würde? Das kann ich vergessen. Denn das ist definitiv nicht der Fall.

Ineke und ich sind vom Parkplatz den kurzen Fußweg zu den sogenannten *Cromlechs von Almendres* gegangen und mischen uns nun unter die wenigen anderen Touristen, die dort bereits zwischen stehenden und liegenden Felsen umherschlendern. Große Felsen und kleine, schmale und breite gibt es. Von der Vegetation getupfte, von Wind und Wetter geschliffene. Graue, eher grünlich schimmernde und ein paar rötliche. Manche haben sogar winzige Gravuren, die von Menschenhand erschaffen worden sein müssen. Die meisten sind etwa mannshoch und annähernd oval zurechtgeschlagen.

»Die sehen aus wie riesige Dinosaurier-Eier«, findet Ineke.

Auf mich wirken die Menhire eher wie Totentafeln oder Grabsteine, was ich lieber nicht ausspreche. Meine Stimmung ist eh schon im Keller.

»*Nou, ik vind dat fantastisch!*« Ineke berührt einen, streichelt ihn. »Wer mag das wohl erbaut haben und vor allem: wieso?«

»Druiden?«

»Wohl eher deren – wie heißt das noch? Gefolgschaft?« Sie umrundet ihren Menhir. Sie wirkt fast feierlich. Andächtig. Sie umarmt ihn, schmiegt ihr Gesicht an den Stein. »Ob das wohl ein Bestandteil eines prähistorischen Kalenders war und der Sternbeobachtung diente? Was kann man aus deren Schatten lesen? Vielleicht lassen sich damit Sonnenstände vorausberechnen? Stichtage für Ernte und Saat festsetzen? Oder ist die Anlage nur Deko?«

Ich versuche, in den angeblichen Steinkreisen tatsächlich Kreise zu erkennen, tue mich aber schwer damit und brauche die Skizze auf einem Infoschild, um die Struktur der Anlage erfassen zu können.

»Etwas umständliche Deko, findest du nicht? Jeder einzelne von diesen Brocken wiegt bestimmt eine Tonne. Wie willst du die bewegen, ohne Kran und Rad?«

»Was motiviert Menschen dazu, so etwas zu bauen?« Ineke legt ihre Hand in eine Mulde ihres Menhirs und scheint etwas zu spüren. »*Nou*, das hat was, Volker. *Geweldig*, findest du nicht?«

»Es wäre *geweldiger* für mich, wenn meine Tochter hier wäre.«

»Mmmh. Ja.«

Ineke lässt von ihrem Stein ab. Ihr Blick schweift über das leicht abschüssige Gelände.

»Vielleicht war sie ja gestern da«, grübele ich.

»Oder sie kommt später.« Ineke schreitet zum nächsten Stein. »Wir sollten auf jeden Fall hierbleiben.«

»Den ganzen Tag?«

Sie zuckt mit den Schultern. »Wenn es sein muss.«

Wenn es sein muss ... Ich höre ihre Worte, als stammten sie aus meinem eigenen Mund und fühle mich unvermittelt an eine bestimmte Situation Ende Juni erinnert.

Echo hatte uns alle zu sich eingeladen: Kuno, Ineke, Jonas mit seiner Frau Annette und den beiden Kindern Richard und Johanna und sogar mich. Zu Kaffee und Kuchen. Ich hatte mich gefreut, weil ich so lange nicht mehr bei meiner Tochter gewesen war. Andererseits war ich von Anfang an skeptisch, warum sie sich das antat.

Dreißigster Juni: Lots Geburtstag. Wenn sie uns an so einem Tag bei sich haben will, ist das ein gutes Zeichen, oder? Sie ist dabei, das Ganze zu verarbeiten.

Echo hatte eine Torte gebacken und sogar den Apfel-Streuselkuchen gemacht, den ich so mochte. Der Tisch war in Frankenfarben dekoriert: rot-weiße Tischläufer, mit obenauf liegenden Holzstreuteilen in Form von Musiknoten. Angenehm überrascht sprach ich einige Komplimente aus, wie die anderen auch, und rückte einen Stuhl zurecht.

Echo schüttelte den Kopf. »Hier nicht.« Sie wies mir einen anderen Stuhl zu und ließ niemanden rechts neben sich sitzen.

Ich dachte mir erst nichts dabei und setzte mich auf den mir zugewiesenen Platz. Das übliche Geplauder begann: hier ein unverfängliches Gespräch über das Wetter. Dort ein paar Worte über die neue Arbeitsstelle eines Bekannten. Nebenbei entdeckte ich jedoch ein weiteres Detail in der Deko: kleine goldene Streuzahlen. Die Zahl dreißig.

Lot wäre heute dreißig geworden. Ich schluckte.

»Was ist?« Echo hatte mein Unwohlsein bemerkt.

Ich schüttelte nur den Kopf. Meine Tochter beantwortete irgendwelche Fragen von jemand anderem und schenkte nacheinander jedem Kaffee oder Kakao ein. Sogar die Tasse an dem freien Platz wurde mit Kaffee gefüllt. Ebenso landete ein Stück Torte auf dem herrenlosen Teller.

»Erwartest du noch jemanden?« Jonas hob fragend die Augenbrauen.

»Nee, wir sind komplett, wieso?«

»Weil du ein Gedeck zu viel …«

»Sch …!« Annette winkte ab.

Und das Kaffeekränzchen wurde fortgesetzt. Ich hingegen konnte nicht an mich halten. Ich stand auf und patschte mit meiner flachen Hand auf den Tisch, dass alle Tassen schepperten.

»Es reicht! Echo, du kannst nicht einfach so tun, als wäre Lot noch unter uns. Er ist es nicht. Und das schon seit zwei Monaten. Er ist …«

»Sei ruhig, Papa!« Ihr Ton ließ mich sofort verstummen.

Echos Gesicht war mir so nahe, dass sich unsere Nasenspitzen berührten. In ihren Augen tobte ein Gewitter. Ihre Lider zuckten. Ich wusste genau, was das zu bedeuten hatte. Sie war kurz davor, die Nerven zu verlieren. Das kannte ich. Bei mir äußerte sich das in Stresssituationen genauso. Erst das Zittern der Hände, dann das Zucken der Lider. Bald würden Brüllen, Schreien, Toben folgen, bevor Tränen und blanke Verzweiflung jedes vernünftige Handeln im Keim erstickten.

Ich konnte darauf keine Rücksicht nehmen. So leid sie mir tat.

»Akzeptiere endlich, dass er tot ist. Das Theater, das du hier veranstaltest – das ist krank! Und ihr spielt alle mit? Meine Tochter verliert den Verstand und keiner unternimmt etwas dagegen? Bin ich denn der Einzige, der sieht, was hier vor sich geht? Sie muss …«

Patsch! Apfelstücke, Streusel und Kuchenteig in meinem Gesicht beendeten meinen Protest.

»RAUS!« Ich sah Echo nicht, da ich Kuchen in den Augen hatte. Und das brannte furchtbar. Sie schubste mich in den Flur.

»Was soll das? Spinnst du?« Ich wischte mir das Gröbste aus dem Gesicht.

»Raus hier! SOFORT!«

»Carmen, *lieveling* …« Verwaschen sah ich die Konturen Inekes, die meine Tochter zurück ins Wohnzimmer zog.

»Echo!« Ich versuchte, ihr zu folgen, doch auf einmal stellte sich Kuno mir in den Weg.

»Nix Echo.« Er deutete zur Tür. »*Carmen* will heute nicht mehr mit Ihnen reden. Sie ist am Rande der Hysterie. Ein vernünftiges Gespräch ist gerade ein Ding der Unmöglichkeit. Vor allem mit Ihnen. Wir werden nun versuchen sie zu be…« Aus dem Wohnzimmer vernahm ich das Kreischen meiner Tochter. *Am Rande der Hysterie? Nein, sie ist mitten drin!* Geschirr klirrte zu Boden, etwas anderes verursachte ein dumpfes Geräusch. Das Mädchen weinte.

Ich versuchte erneut, an Kuno vorbei ins Wohnzimmer zu gelangen. Er hielt mich an der Schulter zurück. »Nein!«

In diesem Moment drängte sich Annette an uns vorbei. Sie zog die heulende Johanna hinter sich her. Richard und Jonas folgten den beiden.

»Wir gehen. Das wird uns hier zu gefährlich.« Jonas öffnete seiner Familie die Tür zum Treppenhaus. Einen Moment wirkte er, als wolle er etwas zu mir sagen, doch dann zuckte er lediglich mit den Schultern und verschwand samt Frau und Kindern aus Echos Wohnung.

Die Flucht meiner Freunde hatte mir tatsächlich kurz die Sprache verschlagen, sodass Kuno wieder zu Wort kommen konnte: »Es ist besser, wenn auch Sie nach Hause gehen.« Er rang mit den Händen. »Carmen war auf so einem guten Weg, bis *Sie* …«

»Das soll ein guter Weg sein?« Ich wurde wütend. »Sie ist auf dem besten Weg in die Klapse, wenn Sie mich fragen!«

Er schüttelte entsetzt den Kopf. »Bitte sagen Sie nicht Klapse dazu.«

Ich stemmte die Hände in die Hüften. »Dann eben Irrenanstalt. Seelenklempnerei …« Aus dem Wohnzimmer vernahm ich herzzerreißendes Schluchzen. »Echo?« Die Wut wich von mir, machte stattdessen Mitleid Platz. »Bitte, lassen Sie mich zu meiner Tochter.« Apfelschmiere tropfte von meinen Haaren.

»Wir machen uns auch Sorgen um Carmen«, flüsterte Kuno. »Große sogar. Bloß … Rumbrüllen bringt rein gar nichts. Sie und Carmen sind sich wahrscheinlich viel zu ähnlich. Sie tun sich gerade überhaupt nicht gut. Lassen Sie uns machen, Ineke und mich. Wir beruhigen sie und versuchen, sie davon zu überzeugen, professionelle Hilfe anzunehmen. Leider ist sie genauso ein Sturkopf wie Sie und meint immer, alles alleine machen zu müssen.«

»Professionelle Hilfe? Sie meinen einen … einen …«

»Psychiater? Ja, vielleicht. Wenn es sein muss.«

»*Wenn es sein muss*«, echote ich. »Aha. Also doch Klapse.«

»Bitte nicht so abfällig. Mit dieser Ausdrucksweise ist niemandem geholfen. Vielleicht geht es ja ohne Klinik. Es gibt sehr viel, das ambulant möglich ist. Sie hat doch die Kontaktdaten einer Trauerbegleiterin bekommen, von dieser Maria. Vielleicht ist das ein guter Anfang. Fakt ist: So kann es jedenfalls nicht weitergehen. Weder mit ihr, noch mit Ihnen. Und wenn nötig, begleiten wir Carmen eben dorthin.«

»Sollte ich nicht, als ihr Vater …«

»Sie? Bloß nicht! Vielleicht sollten Sie selbst in Thera…, ach«, Kuno winkte ab. »Ich kümmere mich lieber um Carmen. Mit ihr kann man wenigstens reden. Gehen Sie.« Er wandte sich von mir ab.

Im gleichen Moment flog die Wohnzimmertür auf, Echo stürmte auf mich zu, schubste mich in Richtung Tür. »Hau endlich ab!« Sie riss die Korridortür auf und stieß mich ins Treppenhaus. Ich torkelte – völlig perplex – gegen das Geländer.

»Echo!« Ich eilte ihr nach.

»Lass dich nie wieder hier blicken!«

Sie schlug die Tür vor meiner Nase zu. Es tat weh. Die Nase weniger als der Stich in meinem Herzen. Sie schmiss mich nicht nur aus ihrer Wohnung, sondern auch aus ihrem Leben.

Ineke stöhnt, wischt sich Schweiß von der Stirn.

Nur mit Mühe kehrt meine Aufmerksamkeit in einen der Steinkreise von *Almendres* zurück. Fast kommt es mir absurd vor, mit Echos bester Freundin auf der Suche nach meiner Tochter zu sein.

Sie hat meiner Tochter geholfen, während *ich* mich aufgeführt habe wie ein Vollidiot. Und ihr Mann hat mir ganz schön die Leviten gelesen. Recht hatte er. Ich schäme mich. Wenn Echo und ich uns nicht so dagegen gesträubt hätten, Hilfe anzunehmen, hätte diese Reise nach Portugal vielleicht gar nicht stattgefunden. Und ich müsste mir jetzt nicht solche Sorgen machen.

»Weißt du, ob Carmen noch regelmäßig zu dieser Maria geht?«, erkundige ich mich bei Ineke.

»Ja, soweit ich weiß, hat sie einmal pro Woche einen Termin, und es hatte den Anschein, die Therapie würde ihr helfen, denn Carmen war in den letzten Wochen recht umgänglich. Das heißt, bis auf die Tage kurz vor der Abreise. Da war sie wieder so … Trotzdem: Ich hätte nie gedacht, dass sie, …, *jemig! Wat is het héét!*«

Ich stelle fest, dass Inekes T-Shirt bereits an ihrem Körper pappt, und ihr Gesicht ist knallrot.

»Ich schwitze so. Dabei ist es gerade mal elf Uhr. Wie mag das erst nachmittags sein?«

»Bitte, geh in den Schatten.« Ich deute auf die Korkeichen, die zu beiden Seiten der prähistorischen Stätte stehen. »Dort, setz dich auf den flachen Felsen.«

»Ja, ist das denn erlaubt?« Ineke stemmt ihre Hände in die Hüften. »Nicht, dass gleich ein Wärter auftaucht und uns verhaften lässt.«

»Ach, Quatsch! Die da drüben klettern sogar auf einem Stein herum und schießen Selfies, oder wie das heißt. Außerdem: Wo kein Kläger …«

»Da kein Richter. Ja, ich weiß. Hast recht. Wupps!« Ineke schwankt mehr zu dem schattigen Platz, als dass sie geht. Ich biete ihr meinen Arm an, und sie hakt sich ohne Widerworte unter. »Ein bisschen Ausruhen kann echt nicht schaden. *Jee*, ist mir schwindelig.«

»Es war ein Fehler, hierherzukommen.« Ich gehe davon aus, den Satz nur gedacht zu haben, doch ihre Reaktion belehrt mich eines Besseren.

»*Zeg!* Verurteile unsere Rettungsmission nicht, bevor sie so richtig angelaufen ist! Ganz in der Nähe gibt es noch so ein altes Grab, den Dolmen von …, von *Zambu…* – was weiß ich! Dort sollten wir als nächstes hinfahren. Vielleicht ist sie ja dort? Wir suchen einfach weiter, bis wir sie finden. *Punt uit!*«

»Nein, ich meine, es war ein Fehler, dass *wir beide* hierhergekommen sind.« Ich nehme ihre Handtasche und helfe ihr dabei, sich hinzusetzen. »Stell dir vor, wir finden sie. Wie wird sie reagieren, wenn sie mich sieht? Sie will nichts mehr mit mir zu tun haben. Das hat sie mir mehr als deutlich gemacht. Ich kann von Glück reden, wenn sie nicht kreischend davonläuft oder mir an die Gurgel geht. Und du … Wahrscheinlich muss ich für dich bald einen Rettungswagen holen. Hochschwanger nach Portugal! Ich muss geistig umnachtet gewesen sein, so etwas zuzulassen. Wie du schnaufst und … Knallrot im Gesicht! Du kippst ja gleich aus den Latschen! Krieg jetzt bloß nicht dein Kind! Ich warne dich!«

Ineke kichert. »Nee, nee, jetzt noch nicht!«

»Versprichst du mir das?« Sie lacht. »Das ist nicht komisch.«

»Nein. Du hast recht. *Nou*, Volker«, sie hebt ihre Hand zum Schwur, »ich gelobe feierlich, nicht ohne meinen Mann in Portugal zu gebären. Ich will doch, dass Kuno bei der Geburt dabei ist. Das habe ich ihm versprochen.

Sonst bekomme ich mächtig Ärger mit dem werdenden Papa.«

Ich kaue auf meiner Unterlippe herum.

Ineke knufft mich in die Seite. »Du glaubst mir nicht?«

»Ich hab keine Ahnung, was ich noch glauben soll.« Ich setze mich ebenfalls, hole eine Flasche Wasser aus meinem Rucksack. »Hier. Für deinen Kreislauf.«

»Mach dir um mich keine Sorgen.« Ineke wischt sich mit einem Taschentuch über die Stirn und präsentiert ein zaghaftes Lächeln. »Mit Hitze konnte ich noch nie gut umgehen. Das hat nichts mit der Schwangerschaft …« Ein schrilles Fiepen unterbricht ihren Satz. »Was war das denn?«

Das Geräusch wiederholt sich einige Male.

»Ein Tier vielleicht?« Ich schaue mich um.

»So etwas habe ich ja noch nie …«

»Aah!« Ein durchdringender Schrei folgt, und ein Schatten prescht an uns vorbei, dicht gefolgt von zwei uniformierten Polizisten. Ihnen hinterher hastet ein dürres Männlein, das nur aus Armen und Beinen zu bestehen scheint und den anderen irgendwas auf Portugiesisch hinterherbrüllt.

Ineke und ich springen auf, als rechneten wir mit einer Festnahme wegen illegalen Sitzens auf einem Menhir.

Mir gleitet die Flasche aus der Hand. Wie durch ein Wunder bleibt sie heil, plumpst lediglich ins Gras und kullert ein Stück den Hang hinunter, bevor ich sie mit dem Fuß aufhalten kann. Ich bücke mich danach, während Ineke an meinem Ärmel herumzerrt. »Volker! Das ist sie!«

»Wer?« Ich wage nicht, das Offensichtliche zu denken.

»Carmen. Wir haben sie gefunden!«

Mit der Flasche in der Hand richte ich mich auf. »Wieso ist sie denn auf der Flucht vor der Polizei?«

POESIA III

Ik zie je
iedere nacht opnieuw
mijn droom passeren
zodat ik wakker word
maar jij er niet meer bent.
Dan droom ik
om het wachten op jou
te verkorten.
Ik slaap niet
maar mijn droom ben jij.

Ich sehe dich
jede Nacht aufs Neue
meinen Traum durchqueren,
sodass ich aufwache,
aber du bist hier nicht mehr.
Dann träume ich,
um das Warten auf dich
zu verkürzen.
Ich schlafe nicht,
aber mein Traum bist du.

Teil III:

PEDRO

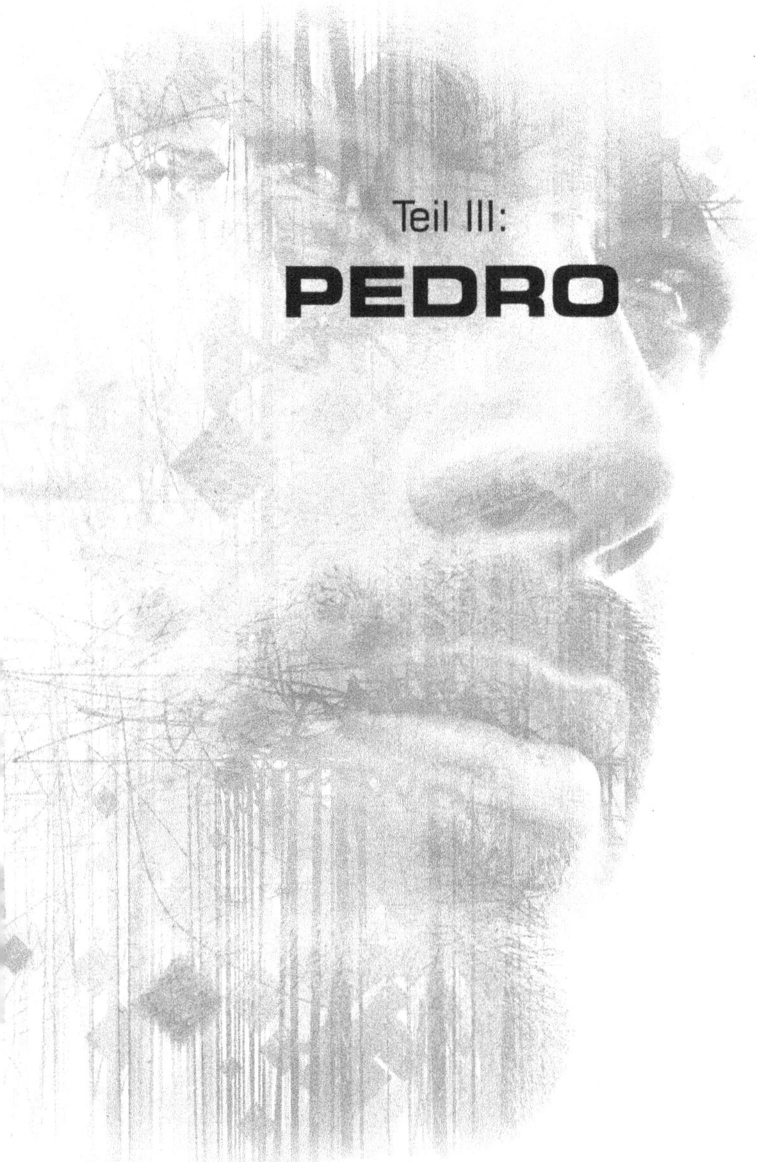

Portugal, 14. August

Os colegas – Die Kollegen

Évora, in der Polizeiwache, 8:04 Uhr

»Stopp!« Ich tippe auf den Monitor. »Geh ein Stück zurück!«

»Du verrennst dich in etwas.« Rafael schüttelt den Kopf, der graue Zopf in seinem Nacken peitscht hin und her. »Die Geschichte dieser Deutschen ist völlig absurd. Eine Entführung von jemandem zu erfinden, der eigentlich längst tot ist – die spinnt doch!«

»Was ist, wenn sie nicht spinnt? Oder nur halb spinnt?«

Rafael rollt mit seinem Bürostuhl ein Stück von meinem weg und beäugt mich schräg von der Seite, seine grauen Augenbrauen so weit hochgehoben, dass es aussieht, als versuche er, damit sein fehlendes Haupthaar zu ersetzen.

»Wir haben das Fax mit der Sterbeurkunde dieses Mannes vorliegen. Er ist tot. Und das schon seit fast vier Monaten. Seine Witwe kommt damit nicht klar, betäubt sich mit Alkohol und Drogen, dreht durch und randaliert. So einfach ist das.«

»Ich bin mir nicht sicher, ob das so einfach ist. Es gibt immer noch viel zu viele Ungereimtheiten in diesem Fall. Ärgerlich, dass wir keine Aufzeichnung aus dem Inneren der Kapelle haben«, grolle ich. »So wüssten wir mit Bestimmtheit, was tatsächlich dort vorgefallen ist.«

»Was vorgefallen ist? Sie hat einen Totenschädel mit Lippenstift vollgeschmiert. Aber vielleicht bist ja du derjenige, der spinnt?« Er tippt sich an seine hohe Stirn. »Wieso bist du hier? Hast du überhaupt geschlafen? Ich dachte, heute sei dein freier Tag?«

»Denk nicht so viel. Tu lieber, was ich dir sage.« Ich deute auf seinen PC, mit so viel Nachdruck, dass der Bildschirm wackelt. »Vi…de…o!«

»*Ai, meu Deus!* Wenn's unbedingt sein muss!« Er rollt zurück an den Computer, setzt den Cursor an eine andere Stelle und klickt auf *Play*.

Die Anzeige im Überwachungsvideo verkündet: 13. August, 22:05:47.

Zum inzwischen vierten Mal in Folge: der Auftritt Echo Carmen Köhlers. Die Aufnahme ist düster, verrauscht und vor allem ohne Ton, aber ich bin froh, überhaupt eine zu haben. Die Deutsche schwankt voran. Da die Kamera auf den Eingangsbereich der Kirche gerichtet ist, sehe ich die Verdächtige schräg von oben. Sie hat ihren riesigen Koffer im Schlepptau und kommt nur langsam voran, macht mehrmals Halt und sieht sich um. Das Licht ihrer Taschenlampe führt einen wilden Tanz auf, bis es am Portal zur Knochenkapelle hängen bleibt. Eineinhalb Minuten später macht die Deutsche einen jähen Satz nach hinten. Ihr Gesicht ist lediglich ein heller Fleck auf dunklem Grund, trotzdem glaube ich einen vor Entsetzen weit geöffneten Mund zu erkennen, bevor sie davonstolpert, am Haupttor der Kirche rüttelt und, nachdem sie es nicht öffnen kann, ohne Koffer zur Toilette zurück hastet.

»Die ist total dicht.« Rafael will bereits das Video anhalten.

»Lass«, halte ich ihn davon ab. »Jetzt kommt's.«

»Ja, zwei Stunden Dunkelheit und digitales Rauschen, bevor sie gegen Mitternacht die Kapelle betreten wird. Hab ich alles schon gesichtet.«

»Nein, schau …«

Ein Aufblitzen, wo das Portal der *Capela* schemenhaft zu erkennen ist. Ein Schatten, der darüber hinweg zieht, kurz bevor sich die Reflexion in die Länge dehnt und wenig später komplett verschwindet, woraufhin das Video lediglich grau-schwarzes Gestöber zeigt.

»Das meintest du?«, fragt Rafael.

»Ja, es sieht so aus, als öffne sich das Tor einen Spalt, findest du nicht?«

»Das war doch bloß ein Lichteffekt«, widerspricht er. »Ein Auto ist an der Kirche vorbeigefahren. Das Scheinwerferlicht gelangte durch eins der Fenster und reflektierte sich am Metalltor.«

»Und wie erklärst du dir den wandernden Schatten?«

»Ein Laternenpfahl. Der Schatten wandert, weil sich das Licht bewegt. Es könnte auch ein Passant gewesen sein oder ein weiteres Fahrzeug.« Er patscht mit beiden Händen auf seine Oberschenkel. »Wieso beschäftigt dich dieser Fall so sehr? Geh lieber nach Hause, Kollege, leg dich ins Bett und komm wieder, wenn du ausgeschlafen bist.«

Jetzt bin ich es, der den Kopf schüttelt. Die Worte dieser Deutschen lassen mir keine Ruhe: *Mein marido ist nicht morto. Er wurde entführt! Er hat mit mir kommuniziert. Per WhatsApp. Lot war mit mir in Portugal. Das habe ich mir nicht eingebildet!*

Können Drogen sie so durcheinandergebracht haben, dass sie glaubt, ihr Mann sei noch am Leben?

Ich gebe mir selbst eine Antwort: Ja, Drogen können so einiges anrichten. Nicht nur im Körper desjenigen, der sie nimmt. Nein, ganze Familien vermögen sie zu zerstören. Dieses Teufelszeug! Ich spüre, dass sich meine Hände zu Fäusten ballen. Warum musste sie sich das Handy stehlen lassen? Das, beziehungsweise etwaige Textnachrichten, hätten den ultimativen Beweis liefern können.

Wir haben bereits herausgefunden, dass ihr Handy am Vortag stillgelegt worden ist. Das muss kurz nach dem Diebstahl geschehen sein. Jedenfalls noch bevor ich gestern zur Raststätte gerufen wurde, um den Schaden an den beiden Autos aufzunehmen. Vermutlich hat der Dieb die SIM-Karte längst entfernt, um das Gerät auf dem Schwarzmarkt verkaufen zu können.

Er hat mit mir kommuniziert. Per WhatsApp …

»Ganz ehrlich, Kollege. Du siehst Gespenster.« Rafael klopft mir auf die Schulter, und ich zucke zusammen.

»Gespenster«, brumme ich und habe prompt einen Einfall: »Dieser Anrufer …«

»Der uns den Einbruch in die *Igreja de São Francisco* gemeldet hat?«

»Genau der. Ich frage mich, wer das gewesen ist. Er hat Portugiesisch gesprochen. Das ja. Aber mit starkem Akzent.«

»Worauf willst du hinaus?«

»Das war kein Portugiese. Definitiv. Auf Nachfragen hat er nicht reagiert. Hat er wohl nicht verstanden. Von einem unbetonten O hat er wohl noch nie etwas gehört, und diese charakteristische Auslautverhärtung …«

»Was wird das jetzt?« Das Grinsen meines Kollegen entblößt kurz seinen Goldzahn rechts oben. »*Professor Doutor* Pereiras Einführung in die Sprachwissenschaft?«

»Nein. Das ist ein regionales Sprachmuster, unbewusst über die Fremdsprache gestülpt.« Ich spiele mit den Enden meines Schnurrbarts, muss plötzlich an Lia denken, die sich stets über diese »absolut unpolizeiliche Unart« amüsiert, und verschränke stattdessen meine Arme vor der Brust. »Rafael, kannst du für mich herausfinden, von wo der Anruf gekommen ist, und im Idealfall auch, zu wem der Anschluss gehört?«

Er zuckt mit seinen muskulösen Schultern. »Die Nummer war unterdrückt, und laut dir hat der Anrufer keinen Namen gesagt.«

»Ja, das weiß ich. Aber ich weiß auch, dass das für dich noch nie ein Hindernis war und dass du mit deinen fast vierzig Jahren Berufserfahrung immer besser wirst.«

»Na schön, weil du es bist.« Geschmeichelt öffnet Rafael eine neue Datei auf seinem Computer. »Was versprichst du dir davon?«

»Keine Ahnung. Ich will nur keine Möglichkeit außer Acht lassen.«

8:39 Uhr

Ein Klopfen lässt uns beide aufblicken.

»Ja?«, ruft Rafael, während ich »Nein!« murre.

Die Tür öffnet sich, und Isabela betritt den Raum. »Die Ergebnisse aus dem Labor sind da: die Blutwerte der Deutschen.« Sie legt einen braunen Umschlag vor Rafael auf den Schreibtisch. »Was tust du denn heute hier?« Die schlanke Polizeianwärterin sieht mich verwundert an.

»Meine Arbeit.« Ich schnappe Rafael das Kuvert unter der Nase weg. »Du machst hier weiter«, ich deute auf seinen Monitor, über den zahlreiche Handynummern flimmern, »während ich mir die Deutsche vorknöpfe.« Ich verziehe mich in mein eigenes Büro nebenan.

A alemã – Die Deutsche

Évora, in der Polizeiwache, 8:53 Uhr

Sie ist wach, als ich ankomme. Das heißt: nein. Sie wirkt eher, als hätte sie die ganze Nacht durchwacht. Sie hockt auf der Pritsche in der Ausnüchterungszelle, mit ans Kinn hochgezogenen Knien, den Rücken fest an die Wand gepresst. Ein verängstigtes Reh, dem ein Wolf den Fluchtweg abgeschnitten hat, drängt sich mir eine Metapher auf. Und *ich* bin der Wolf, vor dem sie sich fürchtet. Ihre Augen sind verquollen, als hätte sie die ganze Nacht geweint, und mein Herz regt sich vor Mitleid. Bleib professionell. Pflege nüchterne Distanziertheit.

»*Bom dia, senhora*«, begrüße ich sie. Seitdem ich über ihre Blutwerte Bescheid weiß und insbesondere seit dem kurzen Telefonat mit der Museumsdirektorin der *Igreja de São Francisco* ist mein Zorn gegenüber dieser Deutschen nahezu verflogen.

Wahrscheinlich stehen die Dinge ganz anders, als sie scheinen.

Ich sperre die Zellentür auf. »Sie dürfen herauskommen.« Um es ihr leichter zu machen, benutze ich ihre Sprache. Dank diverser Aufenthalte in Deutschland und meiner Lust, fremde Sprachen zu lernen, beherrsche ich sie einigermaßen. »Wie geht es Ihnen? Was macht die

Kopfwunde? Ein Arzt wird Sie später untersuchen, um sicherzugehen, dass sich über Nacht nichts entzündet hat.« Sie regt sich nicht, schaut mich nur aus ihren viel zu großen, viel zu dunklen Augen an.

»Was Sie in der Knochenkapelle angestellt haben, war nicht schön. Ehrlich gesagt, versetzte es mein Katholikenherz in Aufruhr. Trotzdem: Das Gesetz sieht dafür keine Freiheitsstrafe vor.« Ich strecke ihr meine Hand entgegen. Sie betrachtet sie zwar, tut ansonsten aber nichts außer atmen. »Ich weiß inzwischen, dass Sie keine Drogen genommen haben. Zumindest keine illegalen. Das hat der Bluttest eindeutig bewiesen, und Ana, die Reinigungskraft, hat alle Spuren Ihres Frevels beseitigen können. Ihre Tat hat Gott sei Dank keinen Schaden hinterlassen.«

Ihr Desinteresse irritiert mich, und ich schiebe nach: »Die Flecken auf dem Kaugummipapier und am Ring … das war kein Blut. Weder das Ihres Mannes noch das von irgendjemand anderem. Es handelte sich um Reste von Rotwein. Davon gab es weiter hinten in der Kapelle mehr. Sie haben zum Glück nicht alles getrunken, sondern viel davon verschüttet. Ich mag nicht daran denken, was geschehen wäre, wenn Sie tatsächlich die ganze Flasche geleert hätten. Wahrscheinlich hätten wir Sie mit Alkoholvergiftung ins Krankenhaus einweisen – oder im Leichensack abtransportieren müssen.«

Selbst darauf reagiert die Deutsche nicht. Im Gegenteil. Fast wirkt sie, als hätte sie gar nichts dagegen gehabt, tot zu sein, und ich werde erneut ärgerlich. Oder hat Rafael recht, und sie spinnt wirklich?

»Sie werden mit einer Anzeige wegen Schlüsseldiebstahls, Hausfriedensbruch und Sachbeschädigung rechnen müssen und eine saftige Geldstrafe aufgebrummt bekommen – sowie ein Verbot, je wieder die *Igreja de São Francisco* zu betre…«

»Er ist tot«, unterbricht sie mich krächzend. »Mein Mann. Es stimmt. Er ist wirklich tot. Und ich? Was geschieht mit mir? Werde ich …, bin ich verrückt?«

Mit vielem habe ich gerechnet. Mit Widerworten, vielleicht einem überstürzten Verlassen der Zelle oder erneuten Tränen. Aber nicht mit solch einer Frage. Für wenige Sekunden schiebt sich ein ganz anderes Bild über das Innere dieser Zelle.

»Was geschieht mit mir?« Sie zog am Saum meines Hemdes. Ihre knochigen Finger wirkten wie Krallen, zitterten unkontrolliert und kratzten mich. »Werde ich verrückt?«

»Nein, Cara. Es ist nur … Du schaffst den Entzug unmöglich alleine.« Ich löste ihre Finger von meinem Hemd, schloss sie in die Arme. »Bitte, du musst in eine Klinik. Lass dir helfen. Dort gibt es ganz andere Möglichkeiten.«

»Nein.« Sie drückte mich von sich weg, schüttelte panisch den Kopf. »Wenn ich das tue, bin ich meinen Job los. Endgültig. Ich brauche diesen Job. Wie soll ich mich sonst um Lia kümmern? Mein Mann ist bereits im Gefängnis. Ich kann nicht …«

Die Stimme meiner Schwester, die in der Realität bereits vor Jahren für immer verstummt ist, verstummt nun auch in meinem Kopf, und ihr Gesicht verwandelt sich in das dieser Deutschen zurück.

Es steht außer Frage, dass diese Frau Probleme hat, und zwar weitaus schlimmere als einen unbezahlten Strafzettel oder ein geklautes Handy. Sie braucht Hilfe. Dringend. Trotzdem darf ich ihren Fall nicht zu nahe an mich heranlassen. Sie hat überhaupt nichts mit meiner Schwester gemein.

»Kaffee?«, biete ich ihr an, statt ihr eine Antwort zu geben. »Ich habe auch Cremetörtchen in meinem Büro. Sie haben bestimmt Hunger, oder?«

Sie regt sich immer noch nicht. Ich strecke ihr meine Rechte entgegen. »Kommen Sie. Sie sind frei.«

»Nein. Es war richtig, mich einzusperren. Wer weiß, was ich noch alles unwillentlich anstelle, wenn ich auf freiem Fuß bin.«

»Sie sind inzwischen nüchtern und im Vollbesitz Ihrer geistigen Kräfte. So heißt das doch auf Deutsch, oder? Meiner Meinung nach werden Sie nichts anstellen, was Sie nicht wollen.«

»Woher nehmen Sie diese Sicherheit? Wissen *Sie,* was gestern mit mir los war, weshalb ich so ausgetickt bin?«

»Nun, ich habe zumindest eine Theorie.« Ich zähle mit den Fingern meiner Rechten mit: »Erstens: Sie waren in einem emotionalen Ausnahmezustand. Unfall, Handy weg, Geld weg, der Schreck mit dem Strafzettel, die ständige Trauer im Hintergrund. Allein in einem fremden Land. Zweitens: Sie haben Blut gespendet. Danach fühlen sich manche Menschen einfach anders. Das weiß ich von jemandem, der regelmäßig Blut spendet. Es kann durchaus sein, dass das auch auf Sie zutrifft. Drittens: Direkt im

Anschluss haben Sie Alkohol getrunken. Das war nicht so schlau von Ihnen. Selbst geringe Mengen können nach Blutverlust dazu führen, dass man schnell ein oder zwei Promille zusammenbekommt. Das ist gefährlich. Zum Zeitpunkt unserer Blutentnahme hatten Sie immer noch null Komma acht Promille. Selbstverständlich war der Alkoholanteil während Ihrer Tat höher.«

»Und deshalb breche ich in eine Kapelle ein, schmiere einen Totenkopf mit Lippenstift voll und kann mich hinterher an nichts mehr erinnern?«

Ihre Worte hängen eine Weile in der Luft wie Fliegenfänger, in denen ich mich zu verheddern drohe, sollte ich mich nur einen Millimeter bewegen.

»Viertens«, unterbreche ich die Stille, bevor sie zu unangenehm werden kann: »Sie haben sich den Kopf gestoßen, wahrscheinlich, weil Sie betrunken waren. So eine Verletzung kann für sich allein bereits Verwirrungszustände hervorrufen. In Kombination mit Alkohol umso mehr. Fünftens, und das ist meiner Meinung nach der entscheidende Punkt: In Ihrem Blut fanden sich Reste von Psychopharmaka, die sich mit Alkohol überhaupt nicht gut vertragen und die außerdem regelmäßig eingenommen werden müssen und nur unter Aufsicht eines Arztes abgesetzt oder in der Dosierung verändert werden dürfen. Daher meine Frage: Sind Sie in Behandlung, *Senhora*? Haben Sie Ihre Medikamente eigenmächtig abgesetzt?«

Sie antwortet nicht. Ich sehe ihr aber an, dass meine Worte angekommen sind und einen Gedankensturm ausgelöst haben. Ich lasse ihr eine Weile Zeit, bevor ich fortfahre: »Frau Köhler, wenn Sie in Behandlung sind, müssen

Sie mir das sagen, sonst bin ich befugt, Sie unter diesen Umständen auch gegen Ihren Willen …«

»Ja, ich bin seit eineinhalb Monaten in Behandlung. Meine Therapeutin heißt Doktor Maria Schedel. Ich habe jede Woche einen Termin bei ihr. Ich sei auf einem guten Weg, hat sie gesagt. Dann kam allerdings das Datum: der Urlaub mit meinem Mann. Ich vergaß, meine Tabletten zu nehmen, vielleicht absichtlich. So genau weiß ich das nicht mehr, da ich ständig an diesen Urlaub dachte. Es war, als hätte jemand einen Schalter umgelegt.« Sie schluckt mehrmals und fasst sich an die Kehle, als wehre sie sich gegen einen Strick, den man ihr um den Hals gelegt hat. »Kennen Sie das, *Senhor* Pereira? All der Schmerz, so viel, dass man denkt, man explodiert und kriegt keine Luft mehr und … puff! Alles ist dumpf, und man stellt fest: Man ist ja immer noch da, und dann stellt man sich Dinge vor, denkt, was hätte sein können, wenn …, und verdrängt die Wahrheit.«

Sie unterbricht, um sich die Nase zu putzen. Dieser Moment genügt, um mich erneut in die Vergangenheit zurückzuschleudern.

»Was ist mit *Mamã?* Wo ist sie?« Lia hatte Angst vor meinen Worten. Angst vor mir, weil ich etwas wusste, das sie nicht wissen wollte, und das ich ihr auch überhaupt nicht sagen mochte, weil es einfach zu schrecklich war, zu grausam, um der Realität zu entsprechen.

Ich kann das nicht! Lia ist doch erst 10 Jahre alt! Sie wird das nicht verkraften. Sie wird durchdrehen!

Trotzdem hörte ich meine Stimme wie aus weiter Ferne: »Du musst jetzt ganz stark sein, meine Kleine.« Ich streckte meine Arme nach ihr aus, unsicher, ob sie es ist, die eine Umarmung benötigte oder vielmehr ich, den die Situation völlig überforderte.

»Wieso? Was ist denn?«

»Deine *Mamã* … Sie …, sie ist …«

Es ging nicht. Ich bekam es nicht über die Lippen. Ich rechnete ständig damit, dass die Tür schwungvoll aufgehen und Cara in den Raum stolzieren würde, um ihre Arbeitstasche auf den Tisch zu schleudern, wie sie das immer tat, begleitet von einem Stöhnen: »Jesus! Was für ein Tag! Lasst uns spazieren gehen, ihr zwei. Mein Brüderlein und Töchterlein, ihr seid die einzigen normalen Menschen auf der Welt, mich ausgenommen. Wenn ich euch nicht hätte … Kommt her und lasst euch drücken! Ich bin verrückt nach euch!«

»Man stellt fest, es lebt sich viel besser in dieser anderen Wahrheit«, reißt die Deutsche mich zurück ins Jetzt, »und es ist keiner da, mit dem man darüber reden kann, denn alle anderen kennen natürlich die echte Wahrheit und würden einen nur ständig daran erinnern, was wirklich ist. Und so nimmt man eben Abstand zu allen, die die wahre Wahrheit kennen, um sich seine eigene Welt aufzubauen, in der alles, nun ja, leichter ist. In Fachkreisen nennt man so etwas Psychosen. Im Allgemeinen sollen sie gut behandelbar sein, und Betroffene können vollständig genesen. Mir wurde eine baldige Genesung angekündigt, selbst wenn ich zugegebenermaßen skeptisch bin. Gesund sein heißt in meinem Fall: den Tod meines Mannes endlich zu akzeptieren, also zu leiden, wohingegen krank sein bei mir bedeuten würde, meinen Mann bei mir zu haben und mich besser zu fühlen. Seien Sie ehrlich, *Senhor* Pereira: Wie würden Sie entscheiden, wenn Sie die Wahl hätten? Wären Sie da nicht auch lieber krank?«

Die Tür schwang nicht auf, und Cara kam nicht herein. Nie wieder. Es tat weh, und ich machte mir große Vorwürfe: *Hätte ich etwas tun können? Hätte ich Cara retten können? Hätte ich Lia dieses unerträgliche Leid ersparen können?*

»Sie ist tot, Onkelchen, stimmt's?« Ihre Worte waren Dolche, die mein Herz durchbohrten, und ich wollte vor ihnen davonlaufen.

Mein Schweigen interpretiert die Deutsche als Zustimmung. »Sehen Sie? Und dann geschieht Folgendes: Sie leugnen die Realität. Sie brechen mit Familie und Freunden, tun Dinge, die Sie sonst nicht tun würden. Sie schwänzen die Therapie, hauen ab, ohne jemandem Bescheid zu geben, nicht einmal denjenigen, denen Sie etwas bedeuten. Ohne Rücksicht auf die Sorgen, die sich die anderen um Sie machen. Sie betrinken sich, um den Schmerz zu betäuben, oder schlimmer: Sie werden kriminell. Sie erfinden Entführungen, die nicht stattgefunden haben, stehlen vielleicht Schlüssel und schmieren Totenköpfe voll. Sie halten die Polizei von Évora auf Trab und erinnern sich hinterher an nichts mehr, nur, damit der Schein aufrechterhalten wird. Was ist das, was da im Gehirn passiert? Verdrängung? Trauma-Bewältigung? Oder doch Wahnsinn?«

Ihre Worte wecken Gefühle in mir, die ich längst verarbeitet zu haben glaube. Offenbar habe ich sie nicht verarbeitet, sondern nur verdrängt.

Es kommt alles wieder hoch, und ich spüre, wie meine Hand nun selbst an meinen Hals wandert und langsam darüberstreicht.

Da ist kein Strick, trotzdem fühlt es sich so an. Die Wahrheit ist so schrecklich, dass sie mir nahezu die Luft wegdrückt. Ob ich damals selbst an dem Punkt stand, an dem sich mein Gehirn entscheiden musste: Wahrheit? Oder lieber Wahnsinn?

»Glauben Sie mir, *Senhor* Pereira: Solche Gedanken sind gruselig. Sie machen Angst. Ich habe heute Nacht keine Sekunde geschlafen, weil ich so eine Angst vor mir hatte und vor dem, was in meinem Kopf passiert. Ich will keine Angst mehr vor mir selbst haben, und vor allem will ich anderen Menschen keine Probleme bereiten oder sie gar gefährden. Ich muss mich der Wahrheit stellen und damit klarkommen. Ich weiß nur nicht, wie ich das schaffen soll.«

Lias Worte waren Dolche, die mein Herz durchbohrten, aber sie entsprachen der Wahrheit. *Es bringt nichts, die Wahrheit zu leugnen. Ich muss sie annehmen und lernen, damit umzugehen. Ich muss stark sein. Für Lia. Ich habe meiner Schwester versprochen: Wenn sie es nicht mehr kann, werde ich für Lia da sein. Dazu gehört unbedingt, immer ehrlich zu meiner Nichte zu sein.*

Ich räusperte mich. »Ja, Lia. Deine *Mamã* hat wieder Drogen genommen. Die Dosis war zu hoch. Der Notarzt konnte sie nicht retten. Sie …, sie ist tot.«

Wir brachen in Tränen aus. Wir weinten, bis wir nicht mehr konnten. Wir umarmten uns und weinten anschließend ohne Tränen weiter. Viele Stunden.

Sogar jetzt, fast zehn Jahre später, geht es uns oft so: meiner Adoptivtochter Lia und mir. Der Schmerz geht niemals ganz weg, trotzdem haben wir uns an ihn gewöhnt. Er ist ein Teil von uns geworden, und wir haben Rituale entwickelt, um damit umgehen zu können. Jeden Sonntag gehen wir beispielsweise in die *Igreja* und zünden eine Kerze an im Gedenken …

»Wenn Sie mir einen Zettel und einen Stift geben, *Senhor* Pereira, schreibe ich Ihnen die Telefonnummer auf. Sie sprechen so gut Deutsch. Sie und meine Therapeutin werden keine Probleme miteinander haben.« Ich brauche einen Moment, um in die Gegenwart zurückzufinden. »Sie wird Ihnen bestätigen, was ich Ihnen gerade erzählt habe. Vielleicht hat sie eine Idee, wie wir nun weiter verfahren können. Ob ich zu einem Arzt muss, um mir neue Tabletten verschreiben zu lassen, zum Beispiel. Ich habe meine ja absichtlich in Deutschland gelassen. Das war ein Fehler, und ich sehe es jetzt ein. Ja, klar! Es war schön, ein paar Tage mit meinem Mann zusammen zu sein. Auch wenn es nur in meinem Kopf passiert ist.«

Ihre Augen funkeln. Ich bin mir nicht sicher, ob es wegen neu darin wachsender Tränen ist, oder ob sich in ihnen vielmehr Funken von Liebe, Freude und Glück zeigen, weil sie an ihren über alles geliebten Mann denkt.

»Es fühlte sich eine Weile an wie echt. Aber im Rückblick …«, ihr Blick verfinstert sich. »Nein. Es war überhaupt nicht echt. Ich kann mich an keine Berührungen erinnern. Nachts im Bett fühlte ich mich einsam neben seinem Gespenst. Kein Kuscheln, keine Küsse. Und diese Lücken in der Erinnerung, die sich absolut nicht mit Sinn füllen lassen …« Sie schnieft, wischt sich eine Träne aus dem Augenwinkel. »Im Grunde habe ich schon vor Betreten der Knochenkapelle gemerkt, dass etwas nicht stimmt. Dort ist es mir eingefallen: Lot hatte keinen Koffer dabei. Er trug andauernd dasselbe Hemd. Wenn ich mit anderen Menschen gesprochen habe, zum Beispiel beim Autoverleih oder im Hotel an der Rezeption, da war Lot immer draußen oder im Bad oder sonst wo. Das ist doch komisch, oder? Und er war auf keinem der Fotos drauf, obwohl ich mir so sicher war, ihn fotografiert zu haben. Außerdem handelte er oft untypisch. Zu Hause wollte er zum Beispiel nicht mit, wenn ich unsere Freunde besuchte, obwohl er sonst so ein geselliger Mensch ist. Oder er aß nicht auf und verließ einfach das Haus, ohne Bescheid zu geben. Das passte nicht zu ihm. Oder hier in diesem Urlaub … Er hat sich von mir getrennt. Das würde er nie tun, denn er liebte mich über alles. Er wollte mit mir zum Fossil werden.« Ich muss an ihre Halskette denken. »Freiwillig würde er mich nie im Stich lassen. Irgendetwas musste also passiert sein. Ich sah weiße Kleintransporter, fühlte mich von denen verfolgt. Es geschahen verrückte Dinge, die ich damit in Verbindung brachte. Und Lot! Er war weg. Einfach weg! Da er das freiwillig nie tun würde, musste er entführt worden sein. Dabei ist er schon lange tot und …« Ihre Stimme bricht, und sie muss sich erst schnäuzen.

Ich spüre einen Druck auf meiner Brust, fast so wie damals, als ich realisierte, dass meine Schwester nie mehr die Haustür öffnen und mit Lia und mir spazieren gehen würde.

»Für Sie war es eben leichter, an eine Entführung zu glauben als an den Tod Ihres Mannes«, kombiniere ich. »Sie waren so fest davon überzeugt, dass diese für Sie zur Wahrheit geworden ist.«

Senhora Köhler nickt und richtet sich auf. Eine Weile steht sie einfach nur da, schaut ihre Füße an, als müsse sie sich erst vergewissern, dass sie unter ihrem Gewicht nicht nachgeben würden. Kurz darauf überwindet sie die wenigen Schritte, die uns voneinander trennen und sieht mir in die Augen. Mit ihrem ganz passablen Portugiesisch eröffnet sie mir: »Ich entschuldige mich bei Ihnen, *Senhor* Pereira. Dafür, dass ich Sie um den Schlaf gebracht und Mist gebaut habe, großen Mist. Ich schäme mich.« Sie blinzelt dabei nicht. »Ich entschuldige mich auch beim Land Portugal. Dafür, dass ich ein Sakrileg begangen und die Knochenkapelle entweiht habe. Das hätte ich nicht tun dürfen. Keiner darf das. Die Kapelle ist ein heiliger Ort. Ein Ort, an dem man der Toten gedenkt. Geldstrafe, ja. Die ist verdient. Ich werde für den Schaden, den ich verursacht habe, selbstverständlich aufkommen, sobald ich wieder Zugriff auf mein Konto habe.«

Nach kurzer Pause fügt sie an: »*Wir Knochen, die hier sind* … Eigentlich ein passender Ort, um den Tod meines Mannes endlich zu akzep…« Sie schüttelt sich. »Wenn es irgendetwas gibt, *Senhor* Pereira, zusätzlich zum Geld, womit ich mein Vergehen wiedergutmachen kann, lassen Sie es mich bitte wissen.«

»Was Sie tun können?« Mir fallen die spiralförmigen Linien in ihrer Regenbogenhaut auf. Ein karamellbrauner Strudel in dunkler Schokolade und in der Mitte: normalgroße Pupillen, dem Licht angemessen, nüchtern, ehrlich. »Sie könnten mit mir kommen, eine kleine Stärkung zu sich nehmen, damit Sie Kraft haben, für das, was auf Sie zukommt. Lassen Sie uns Ihre Therapeutin anrufen, damit wir einen Plan machen, wie es mit Ihnen weitergeht. Ich finde, Sie sollten professionelle Hilfe in Anspruch nehmen. Vielleicht reicht eine ambulante Therapie nicht aus.«

»Sie haben recht.« *Senhora* Köhler nickt. »Vielleicht sollte ich wirklich in eine Klinik gehen. Meine Freunde rieten mir dazu. Mein Vater war zwar dagegen, meinte, das bräuchte ich nicht. Ich war auch dagegen, dachte, so etwas sei ein Zeichen von Schwäche, und in unserer Familie gibt es keine Schwäche. Aber vielleicht muss es sein. Fakt ist: So wie es jetzt ist, kann es nicht weitergehen.«

»Ich sehe es überhaupt nicht als Schwäche an, sich Hilfe zu holen. Im Gegenteil.« Ich wünschte, meine Schwester hätte damals den Mut gehabt, sich helfen zu lassen.

Ich strecke der Deutschen abermals meine Rechte entgegen. Sie nimmt mein Angebot an. »Na schön. Wo geht es zu Ihrem Büro?«

O cão – Der Hund

Évora, in der Polizeiwache, 10:27 Uhr

»Bidde, venhor Pe-ei-a, kannihn widderhabb'n?« Die Deutsche deutet auf den Ring, der neben meiner Computertastatur in einem Tütchen mit Zip-Verschluss steckt. Ihre Aussprache ist so undeutlich, weil sie in einem enormen Tempo bereits das zweite *Pastel de nata* vertilgt.

»Brau'e Kraf' für meinen Dermin na'er«, hat sie mir ihr Schlingen erklärt, und ich kann mich nur wundern, dass es ihr aktuell überhaupt möglich ist, etwas zu essen. Mir wäre an ihrer Stelle vermutlich übel.

Wir haben mit ihrer Therapeutin telefoniert, die ihr zu einem Arztbesuch vor Ort und zum möglichst baldigen Heimflug geraten hat. Es ist uns gelungen, für heute Abend gleich einen Termin bei einem Psychiater zu vereinbaren, und für den Folgetag haben wir einen Flug ergattern können.

Es tut gut, sie so rege zu sehen, trotzdem mache ich mir Sorgen. Das alles ist viel zu viel für sie. Sie sollte jetzt bei ihrer Familie sein. In Deutschland. Nicht alleine in einem fremden Land, unter fremden Leuten, ohne Geld, ohne Unterkunft. In diesem emotional schwierigen Zustand.

»Wir könnten Ihren Vater anrufen. Vielleicht kann er Ihnen hel…«

»Bloß nich'!«, rebelliert sie mampfend.

»Und Freunde? Immerhin ist August. Vielleicht hat ja jemand Urlaub und könnte herkommen oder Sie wenigstens vom Flughafen abholen?«

»Nein. Der eine muss arbeiten, und die andere ist in anderen Umständen. Keine Sorge, *Senhor* Pereira. Ich komme klar.« Und sie greift zum dritten und letzten Cremetörtchen. Wenigstens eins davon hatte ich eigentlich für mich geplant. Egal.

Aktuell scheint sie stabil, aber es könnte auch die Ruhe vor dem Sturm sein. Menschen können sich gut verstellen. Das habe ich schon einmal erlebt. Ich stelle fest, dass ich sie aufs Neue mit meiner Schwester vergleiche und ärgere mich. Verdammt, ich muss damit aufhören! Ich darf mich nicht zu sehr in diesen Fall verwickeln lassen.

Ich befürchte nur, dass es dafür längst zu spät ist.

»Was nu? Darf ich, odder darf ich nich?« *Senhora* Köhler deutet erneut auf den Ring.

»Ach so. Natürlich.« Ich schiebe ihn zu ihr hinüber und beobachte sie dabei, wie sie den Ring durch die Tüte hindurch betrachtet, als traue sie sich nicht, ihn anzufassen.

Seltsam, dass sie diesen Ring bei sich trug und dass dieser nicht mit ihrem Mann zusammen beerdigt worden ist. Ob sie ihn der Leiche vom Finger genommen hat? Warum? Und der Stein, das Fossil? Ob der beim Unfall ihres Mannes verloren gegangen ist?

Ich will gerade zu einer entsprechenden Frage ansetzen, doch die Tränen, die in ihren Augen glitzern, halten mich davon ab. Und während sie das letzte Stück *Pastel de nata* hinunterwürgt, kommt mir Folgendes über die Lippen: »Wissen Sie, wo Sie diesen Tag verbringen wollen? Denn, wenn dies nicht der Fall ist, könnte ich Sie mit zu ...«

»Es gibt da einen netten älteren Portugiesen, der mir seine Hilfe angeboten hat. Ich habe ihn beim Blutspenden kennengelernt. Er hat mich für heute Abend eh zum Essen eingeladen. Er heißt ...«

In genau diesem Moment ist ein Poltern vor meinem Büro zu vernehmen. Die Tür öffnet sich einen Spalt, und eine mir bekannte Stimme protestiert: »Nein! Hier! Wirst du wohl ...«

Und ehe ich es mich versehe, schwingt die Tür vollends auf, und ein brauner, fast hüfthoher Hund mit schwarzem Gesicht stürmt schwanzwedelnd auf mich zu. Das Tier stößt ein Fiepen aus, das viel zu schrill klingt, um von ihm zu stammen. Es springt an meinem Bürostuhl hoch. Ich habe große Mühe, die lange rosafarbene Zunge von meinem Gesicht fernzuhalten. Ich kenne und mag diesen Hund und spüre mein Lächeln.

»Bússola! Schön, dass du mich besuchst. Lange nicht mehr hier gewesen, hm?" Ich tätschele der stürmischen Malinois-Hündin den Kopf und kraule ihr die riesigen Fledermaus-Ohren. »Hast du Sehnsucht nach deiner alten Arbeitsstelle?« Der belgische Schäferhund wedelt so heftig mit dem Schwanz, dass das ganze Tier wackelt.

»Oh, ohahaha!«, kommt es vom Türrahmen.

»SÉRGIO?« Den Namen von Bússolas Herrchen stoßen die Deutsche und ich gleichzeitig aus. Während sie ihre Äußerung eindeutig als Frage formuliert, ist es bei mir ein Ausruf. Gleichzeitig wundere ich mich, woher sie Rafaels großen Bruder kennt, der kurz nach seinem Hund in mein Büro spaziert.

»Tut mir leid. Ich habe zu ihr gesagt, sie solle Sitz machen und draußen warten.« Bússola tänzelt um Sérgio herum. »Keine Chance. Sie ist total vernarrt in dich. Sie wollte nicht warten und … Wieso bist du überhaupt am Arbeiten, Pedro? Wir wollten um zehn Uhr zusammen den Hund ausführen. Hast du das vergessen? Und später wollten wir … ECO?«

Sérgio hat die Deutsche entdeckt, nachdem Bússola ihr einen kurzen Besuch abgestattet hat. Diese hat entweder Angst vor der großen Hündin oder ist einfach zu sehr durch Sérgio abgelenkt und streichelt das Tier daher nicht. Dann trifft ihr wacher Blick mich. »Sie sind Pedro?«

»Ja, sehr wohl. *Inspetor* Pedro Carlos Nuno dos Santos Pereira. Wieso? Und woher kennen Sie Sérgio? Ist er etwa dieser nette ältere Portugiese, von dem Sie vorhin sprachen? Sérgio sagte etwas von einer Überraschung heute Abend. Kann es sein, dass er Sie damit meinte?«

»Oh, ohahaha. Du hast deine Überraschung offensichtlich bereits gefunden, Pedro. Dachte, du könntest dein Deutsch ein bisschen trainieren, bevor es einrostet. Ich habe diese äußerst nette *Senhora alemã* beim Blutspenden aufgegabelt. Im wahrsten Sinne des Wortes. Haha. Denn das deutsche Echo kippte nach dem Blutspenden einfach um. Vom Boden aufgegabelt, ohahaha. Na ja, eigentlich aufgelöffelt, denn es gab dort Suppe.«

»Was redest du da?« Ich verstehe gar nichts mehr. Ob er wohl auch zu viel Rotwein beim Blutspenden erwischt hat? Vielleicht sollte ich den Leuten vom Blutspendedienst sagen, dass Rotwein womöglich kein geeignetes Dankeschön für blutleere Menschen ist. Nicht alle sind so vernünftig und verschieben das Weintrinken auf später, wenn ausreichend Blut nachgebildet ist.

Ein weiterer Mann platzt in mein Büro: Rafael.

»Ich habe herausgefunden, wer der Anrufer gewesen ist«, sprudelt es aus ihm heraus. »Und jetzt halt dich fest, Pedro! Der Anruf stammte von einem *deutschen* Handy, und zwar von einem, das längst stillgelegt worden sein müsste.«

Erschrocken zuckt mein Blick zur Deutschen. Ich hoffe, dass Rafaels Informationen zu schnell für sie gewesen sind und sie nichts verstanden hat. Ich hebe meine Hand, um seinen Redefluss zu stoppen.

»Wir sollten lieber nach nebenan, um zunächst dort fortzufahren.« Ich weiß nicht, wieso, aber ich habe ein ungutes Gefühl, was Rafaels Neuigkeiten betrifft.

Erst als Bússola an seiner Hand schnüffelt, bemerkt mein Kollege, dass ich in meinem Büro nicht alleine bin. »*Bom dia, Senhora* Köhler. *Olá*, Bruderherz! *Oi*, Bússola! Was hat euch denn hierher verschlagen?«

Der Hund fordert nasestupsend eine Streicheleinheit ein.

»Ja, duuu bist meine Gute. Feiiiner Hund. Gaaanz feiner Hund. Jaaa. Nach nebenan gehen? Na gut. Los geht's, Pedro.« Sein Goldzahn blitzt hell auf. »Die Nachricht wird dich umhauen. Hey, du *Inspetora* auf vier Pfoten, lass uns vorbei! Du kriegst deine Rückenmassage. Später. Versprochen. Jetzt haben wir zu arbeiten.«

Senhora Köhler steht auf. Offensichtlich will sie uns begleiten.

»Nein. Entschuldigung.« Ich halte sie an der Schulter fest. »Sie bleiben bitte hier, und du auch, Sérgio, samt

Hund. Nimm dir Kaffee. In der Kanne ist noch genug. Wir … äh … gehen gleich Gassi. Vorher … Ich muss … Du siehst ja, was los ist.«

»Ja, ja, typisch. Arbeit ist immer wichtiger als Freunde.« Er nimmt auf meinem Stuhl Platz und winkt *Senhora* Köhler und den Hund zu sich. »Wir warten. Wie gewohnt. Ich hoffe, Bússolas alte Blase hält so lange durch. Und Sie, *Eco*, weshalb werden Sie vom Kollegen meines kleinen Bruders verhört? Haben Sie vielleicht etwas ausgefressen? Ohahaha.«

Ich will Sérgio ausbremsen, doch Rafael zerrt mich weiter und plappert ungeduldig drauflos, kaum dass er die Tür zu seinem Büro zugemacht hat: »Der Anruf kam vom Handy dieses Toten! Die Nummer passte zu der, die die Deutsche als die ihres Mannes angegeben hat: Lot Köhler, der ja tot ist, wie wir wissen, beziehungsweise glauben zu wissen.«

»Was?« Schockiert drehe ich mich um. Ich habe das ungute Gefühl, dass *Senhora* Köhler an der Tür lauscht, und ahne, dass das Folgen haben wird, schwerwiegende. Gerade jetzt, wo sie sich einigermaßen gefangen hat. Aber was, wenn …

»Das Handy war eingeloggt in der Nacht vom dreizehnten auf den vierzehnten August gegen null Uhr achtunddreißig in Évora. Der Anrufer meldete den Einbruch in die *Igreja de São Francisco*, woraufhin das Handy bewegt wurde und später in einer benachbarten Funkzelle auftauchte.« Rafael zeigt auf seinen Monitor, der die Funkzellen im Alentejo mittels kleiner schwarzer Kreuze abbildet. »Es entfernte sich aus Évora in westlicher Richtung, recht schnell, sodass ich davon ausging, es befand sich in einem

Auto, und dann verschwand das Signal ganz plötzlich. Entweder war der Akku leer, oder, was ich für realistischer halte: Das Handy wurde ausgeschaltet oder gar zerstört. Ich fand das sehr verdächtig, deswegen nahm ich weitere Ortungen vor.«

Er klickt ein paar Mal mit der Maus, woraufhin der Monitor eine deutsche Handynummer nebst verschiedenen Uhrzeiten und Koordinaten anzeigt.

»Ich wollte herausfinden, wo das Handy *vor* dem Anruf war. Und ich wurde fündig. Es war gestern Vormittag zuletzt im Netz von Guadeloupe, in der Nähe der *Cromlechs von Almendres* eingeloggt, bevor es kurz vor elf Uhr wohl ausgeschaltet wurde. Und zwar bis zu besagtem Anruf mit der Meldung des Einbruchs. Ich nehme an, dass der Anrufer vielleicht dorthin zurückgekehrt ist? Von der Richtung her, in die das Handy nachts unterwegs war, würde es passen.«

Er wechselt auf dem Bildschirm zu einem Fenster mit Landkarte.

»Womöglich hat er dort eine Art Lager oder Versteck. Ich finde jedenfalls, es wäre eine Untersuchung wert. Ich fahre da jetzt mit dem Streifenwagen hin. Kommst du mit?«

»*Ich* komme mit!« Die Tür schwingt auf und präsentiert mir die Deutsche, die entschlossen beide Hände in die Hüften stemmt. Sie hat tatsächlich gelauscht und wohl alles mitbekommen. Verdammt!

»Ich komme auch mit.« Sérgio klopft sich auf seine Hühnerbrust.

»Wuff!«, macht Bússola und umrundet alle Anwesenden.

»Und meine Hündin! Du schuldest ihr eh eine Gassirunde, Pedro.«

»Na schön!«, gebe ich klein bei. »Ich schlage vor, Rafael macht den Polizeibus klar, und wir brechen zusammen auf. Ich glaube zwar nicht, dass wir denjenigen auffinden werden, den hier manch eine Person aufzufinden wünscht …«

»Aber …«, beginnt Rafael. Die Deutsche zeigt sich überraschend wortkarg. Womöglich hat sie doch nicht alles verstanden oder wartet einfach ab, um mehr Informationen aus uns herauszubekommen.

»Vielleicht gibt es eine ganz logische Erklärung dafür, dass dieses Handy hier unterwegs ist«, lenke ich ein.

»Und die lautet?« Nun ist Rafael skeptisch. Meine Schuld, denn ich habe ihn auf dieses Handy angesetzt. Allerdings weiß er nichts von dem, was mir die Deutsche vorhin erzählt hat. Ich bekomme ein mulmiges Gefühl im Bauch. Was geht hier ab? Wer treibt sein übles Spiel mit dieser Frau?

»Vielleicht hat sich unsere Einbrecherin getäuscht und eine falsche Mobilnummer angegeben?«, nuschele ich. Die Deutsche schüttelt den Kopf. Herrgott! Ihr Portugiesisch ist viel besser als gedacht! »Oder das Handy ihres Mannes wurde ebenfalls gestohlen, und zwar vor Monaten, und einfach vom Dieb genutzt.«

»Und der Dieb behält die alte Nummer?« Rafael hat berechtigte Zweifel. »Und den Trauernden fällt nicht auf, dass das Handy munter weiter kommuniziert und Kosten verursacht? Sehr komisch. Also, das wäre das Erste, was *ich* machen würde, wenn jemand von meiner Verwandtschaft von mir geht: dessen Verträge kündigen. Das ist bestimmt passiert, oder?«, wendet er sich an *Senhora* Köhler.

»Äh …«, macht diese bloß.

»Haben Sie das Handy Ihres Mannes nach dessen Tod abgemeldet?«, hakt er nach.

»Ich … äh …, ja. Das heißt … hm.«

»Oder jemand anderes?«

»Lass sie.« Ich winke ab. »Vielleicht wurde die Nummer nach dem Abmelden ja einfach neu vergeben und gehört nun zu einem ganz anderen Handy?«

»Möglich. Trotzdem …« Wieder wackelt Rafaels grauer Zopf hin und her. »Eine deutsche Handynummer, die wir kennen – und das rein zufällig genau dort, wo sich *Senhora* Köhler herumtreibt? So viele Zufälle kann es gar nicht geben.«

»Warum nicht einfach das Offensichtliche in Betracht ziehen?« Sérgio zwängt sich zwischen Rafael und mich. »Vielleicht weilt Ecos Mann ja wirklich noch unter uns.«

Einen Moment bin ich wie gelähmt. Erstens wird mir klar, dass die Deutsche wohl mit Sérgio geredet haben muss, und zwar anders als mit mir vor wenigen Minuten. Und zweitens ist mir der komische Ausdruck aufgefallen, der ihr übers Gesicht gehuscht ist.

Der Rückfall kommt schneller als befürchtet. Wir sollten mit ihr in eine Klinik fahren statt zu den Steinkreisen von *Almendres.*

»Es ist unwahrscheinlich, nach allem, was wir bisher wissen. Bloß … das mit dem Handy ist und bleibt komisch.« Rafael reißt seine Arme weit auseinander. »Um die Wahrheit herauszufinden, müssen wir der Spur nachgehen und das am besten sofort, bevor der jetzige Besitzer des Handys auf Reisen geht und unauffindbar wird. Wenn er es nicht schon ist.«

Da hat er leider recht, begreife ich. Ich schaue zur Deutschen. Ihre Lippen sind fest aufeinandergepresst, ihre Augen weit aufgerissen, aber tränenfrei. Na schön. Vielleicht hilft es ihr, wenn sie feststellt, dass Herr Köhler dort nicht ist. Außerdem habe ich mit Sérgio einen erfahrenen Notfallseelsorger an meiner Seite, und Muskelprotz Rafael könnte kräftig zupacken, wenn es hart auf hart kommt und die Deutsche durchdreht. Und ja, vielleicht kann auch Bússola nützlich sein.

Ich habe davon gehört, dass das Streicheln von Hundefell den Blutdruck senken könne und generell beruhigend auf die menschliche Psyche wirken solle. Erfreut stelle ich fest, dass *Senhora* Köhler nach mehreren Aufforderungen einer kalten schwarzen Nase dazu übergegangen ist, den Rücken der Hündin zu tätscheln, was dieser ganz offensichtlich gefällt. Grunzend räkelt sie sich, presst ihren Körper fest an die Beine der Deutschen und verlangt nach mehr Streicheleinheiten.

Im Polizeibus, 10:48 Uhr

Wenn mir in der vergangenen Nacht jemand gesagt hätte, dass ich an meinem freien Tag mit einer psychisch Kranken zu den *Cromlechs* fahren würde, in Begleitung meines Freundes Rafael und seines Bruders Sérgio samt dessen Hund, um dort nach einem Phantom zu suchen, hätte ich denjenigen für völlig verrückt erklärt. Und doch verhält es sich so.

Deutlich kann ich eine Spur von Hoffnung im Gesicht der Frau im Rückspiegel sehen, und obwohl sie so viel gesünder und schöner aussieht, fühle ich mich unwohl dabei. Dieser Fall droht mir langsam über den Kopf zu wachsen. Wer ist hier eigentlich verrückt?

»*Senhora* Köhler«, beginne ich, bevor ich losfahre, ohne zu wissen, was ich überhaupt sagen will. »Bitte machen Sie sich nicht allzu große Hoffnungen. Es ist äußerst unwahrscheinlich, dass …«

»Ich bitte Sie, Pedro! Darf ich Pedro sagen?« Sie sitzt auf der Rückbank und krault dem Hund das Fell.

»Ja, gerne, Echo.«

»Nein, nicht Echo.« Sie klingt kurz ärgerlich, bevor sie sich räuspert und etwas versöhnlicher fordert: »Bitte nennen Sie mich Carmen.«

»Ist das nicht Ihr Zweitname?«

Sie zuckt lediglich mit den Schultern.

»Von mir aus. Dann eben Carmen.«

Ich starte den Motor und parke aus. Rafael, auf dem Beifahrersitz, gibt die Koordinaten des Sendemasts in sein Navi auf dem Handy ein, während Sérgio hinten eine nervige Melodie summt und dabei mit seinem Fuß den Takt klopft.

Carmen blättert eine Weile durch das portugiesisch-deutsche Wörterbuch, das Isabela ihr vor unserem Aufbruch in die Hand gedrückt hat. »Die Sterbeurkunde, das Telefonat mit Maria, die Therapiestunden, *unsere* Unterhaltung, Pedro, dazu die Erinnerung an die Beerdigung und die äußerst realen Schmerzen der Wahrheit … Wie soll ich nach all dem daran glauben, dass mein Mann lebt?«

»Mal ehrlich.« Rafael wendet sich nach hinten um. »Wieso sollte Ihr Mann Sie bei der Polizei anzeigen und anschließend einfach abhauen?«

Entsetzt zuckt mein Blick erneut zum Rückspiegel. In ihrem Gesicht kann ich jedoch keine Veränderung feststellen. Egal, was sie von sich gibt und was sie unternimmt: Ich werde einfach nicht schlau aus ihr. Glaubt sie daran, dass Herr Köhler noch lebt? Ja oder nein?

»Ja«, antwortet sie. Allerdings gilt dies wohl Rafaels Frage. »Sie haben recht. Das wäre sehr, sehr komisch.«

Das sagt Carmen auf Portugiesisch. Anschließend flüstert sie Bússola etwas auf Deutsch ins Ohr. Leider zu leise für mich. Ich schnappe ein paar Worte auf, die für mich zusammenhangslos scheinen: »Gefängnis ... Sicherheit ... Liebt mich ... Will nicht, dass mir was passiert.«

»In der Tat würde so ein Anruf nur Sinn ergeben, wenn tatsächlich eine Entführung stattgefunden hätte«, überlegt Rafael.

»Bitte lass«, zische ich ihm zu.

Er ignoriert mich. »Wenn der Entführer Sie loswerden wollte, Carmen, damit Sie eben nicht mehr nach Ihrem Mann suchen können. Allerdings wissen wir, dass er tot ist, folglich scheidet diese Möglichkeit aus.«

»Ja, scheidet aus«, kommt es leise von der Deutschen, und wieder flüstert sie der Hündin etwas ins Ohr, woraufhin diese Carmen die Hand leckt.

Ich frage mich, ob ich nicht gerade einen großen Fehler begehe.

Eine psychisch Kranke in Gefahr bringen, ihren Wahnvorstellungen zu erliegen ... Sie gehört sofort in eine Klinik! Aber Sérgio versicherte mir, sie käme ihm ganz vernünftig vor, und wenn an dieser merkwürdigen Entführungsgeschichte vielleicht doch etwas dran ist, dann könnte es um jede Minute gehen. Bloß …, das kann nicht sein, oder?

»Verwöhnen Sie sie nicht zu sehr«, unterbricht Sérgio meine Gedanken, »sonst will sie nachher nicht mehr mit mir nach Hause.«

»Dieses schwarze Muster in Bússolas Gesicht«, bemüht sie sich auf Portugiesisch. »Wunderschön!«

»Das Rußgesicht eines Malinois nennt man *Maske*«, erklärt Sérgio nicht ohne Stolz.

»Maske? Aha.« Carmen lacht leise. »Jetzt gähnt sie!« Offenbar hat sie intuitiv die Stelle gefunden, an der es der Hündin besonders gefällt, gestreichelt zu werden: genau zwischen den Augen. Wie auf Knopfdruck fängt das Tier genießerisch zu gähnen an. Ich bin mit dieser Eigenart natürlich vertraut und amüsiere mich jedes Mal köstlich darüber.

»Ihre großen Ohren, die sie wie Satellitenschüsseln in sämtliche Richtungen drehen kann … So aufmerksam und lebendig«, schwärmt Carmen, anscheinend ein wenig entspannter. »Und die Kopfform erinnert mich an die ägyptische Gottheit Anubis. Und ihr Körper ist so athletisch.«

Sérgio räuspert sich freudig. »Sie haben recht: Bússola ist wirklich etwas ganz Besonderes. Ein Ass! Auch unter den Mallis eine echte Schönheit. Und athletisch ist sie. In der Tat. In der Tat.«

»Bússola …«, sinniert Carmen. »Bedeutet der Name etwas?« Sie greift wohl erneut zu ihrem Wörterbuch, denn ich höre das Flattern von Seiten.

»Äh, ja. Ahm«, stammelt er. »Das ist ein Gegenstand, mit dem man die Himmelsrichtungen … *Jesus!* Pedro, hilf mir gefälligst! Wozu habe ich denn ein Sprachgenie dabei?«

»Bússola heißt Kompass«, weiß ich.

»Ah!« Carmens Gesichtsausdruck verändert sich, sehe ich im Rückspiegel. »Kompass …« Sie wird blasser, ihre Lider zucken, kurz darauf nimmt ihre Haut eine gesündere rosa Färbung an, und wieder erhält ein Grinsen Einzug in ihr Gesicht. Eins, das sogar noch breiter ist als das erste.

»*Echolost* wird erneut zum Echolot. Wiedervereinigung durch den Kompass …« Ich verstehe ihre deutschen Worte, doch ich habe keine Ahnung, was sie damit zum Ausdruck bringen will. Ein erster Anflug von neuerlichem Wahnsinn?

»Und Bússola ist tatsächlich ein Polizeihund?«, hakt Carmen nach.

»In der Tat.« Sérgio platzt inzwischen fast vor Stolz.

»Mmmh«, brumme ich.

»Na ja. Ein Polizeihund in Rente«, korrigiert er rasch. »Offiziell ist sie nicht mehr im Dienst. Sie arbeitete übrigens für diesen grummeligen Griesgram da vor Ihnen.«

»Hey!«, protestiere ich.

»Und ich verstehe nicht wieso, aber sie liebt ihren ehemaligen Hundeführer abgöttisch. Jedenfalls gehen wir deswegen gelegentlich zusammen Gassi. Sie ist bereits der dritte ausgediente Polizeihund, dem ich einen würdigen Lebensabend ermögliche. Keiner von ihnen war allerdings so ein Goldstück wie dieser hier. Bússola wird heuer dreizehn Jahre alt, und ich hoffe, ich werde sie noch lange bei mir haben.«

»Wow! Das Alter sieht man ihr gar nicht an.« Für diesen Kommentar erntet die Deutsche einen feuchten Kuss auf die Stirn, als hätte Bússola verstanden, worum es gerade geht. »Haha! Ich wette, sie ist topfit.«

»Jaja«, entgegnet Sérgio freudestrahlend. »Was denken Sie, weshalb ich so mager bin? Die hält mich ganz schön auf Trab, braucht jeden Tag ihre zehn Kilometer Auslauf. Mindestens!«

»Ehrlich?«

»Ja, ohahaha. Wenn man eine Bússola hat, braucht man kein Fitness-Studio. Und ins Altenheim muss man ebenfalls nicht, denn die hält fit, das können Sie mir glauben.«

»Kann sie denn auch … hm …, was heißt das wohl auf Portugiesisch?« Carmen kratzt sich den Kopf. »Ich probiere es auf Englisch. *Man-Trailing*?«

»Pedro?«, nervt Sérgio.

»Sie fragt, ob Bússola ein Personensuchhund ist.« Ich antworte gleich: »Ja, das war ihr Spezialgebiet.«

»Fein!«, entgegnet Carmen und verfällt anschließend in Schweigen.

Rafael deutet in die Ferne. »Dort drüben muss unser Mobilfunkmast sein, in dessen Zelle sich besagtes Handy eingeloggt hat. Ich schlage vor, wir parken auf dem ganz normalen Touristenparkplatz. Das ist nah genug, und von dort aus können wir das Terrain bequem zu Fuß erkunden.«

Bei den *Cromlechs von Almendres*, 11:15 Uhr

Auf dem Parkplatz stehen einige wenige Fahrzeuge im Schatten des angrenzenden Korkeichenhains. Eine kleine

Gruppe Touristen ist gerade auf dem schmalen Fußweg zur historischen Stätte unterwegs. Die Sonne sticht vom Himmel und verspricht einen weiteren brütend heißen Tag.

Bússola springt aus dem Fahrzeug, kaum dass ich ihr geöffnet habe. Sie inspiziert den Ankunftsort, marschiert ihn systematisch ab, pinkelt mal hierhin, mal dorthin, macht sogar ein Häufchen, das Sérgio ordnungsgemäß mit einem Plastikbeutel aufnimmt.

»Das war dringend.« Sérgio schwenkt den Beutel, wiegt ihn mit beiden Händen, als hätte er einen wertvollen Piratenschatz geborgen. »Könnten dreihundertfünfzig Gramm sein.«

»Pfff!« Darauf fällt mir nichts Vernünftiges ein.

»Oder sogar vierhundertsiebenundneunzig? Na ja. Jetzt ist sie jedenfalls gelöst«, der Alte findet einen Mülleimer und entsorgt den Hundekot, »und kann den Ausflug genießen.« Er klatscht in die Hände. »Wunderbar!«

»Genießen?«, murmelt die Deutsche. Sie hat ein knallrotes Gesicht und schwitzt. Ich weiß nicht, ob das von der Hitze kommt oder von ihrer Nervosität. Sie heckt etwas aus, und ich ahne sogar, was. Vermutlich hätte ich an ihrer Stelle haargenau das Gleiche vor.

Sie ist clever und will keine Chance ungenutzt lassen. Natürlich hat sie den Ring dabei, und natürlich befindet sich dieser noch im Beutel. Sicher gibt es im deutschen Fernsehen Filme oder Serien, in denen Suchhunde zum Einsatz kommen, weswegen sie weiß, was zu tun ist.

Mein Blick geht zu Bússola. Die Hündin wedelt mit dem Schwanz, hüpft fiepend um Sérgio und Carmen herum. Sogar das Tier scheint die Spannung zu spüren, die ich beinahe mit Händen greifen kann.

»Bússola? Komm her zu mir, meine Gute.« Die Deutsche geht in die Hocke, lockt die Hündin zu sich, krault ihr die Ohren. Diese legt erwartungsvoll den Kopf schief und sieht zu ihrem Herrchen, als wolle sie ihn um Rat fragen.

»Was haben Sie vor?« Rafael kratzt sich die kahle Stirn. »Sie werden doch nicht …«

»Doch. Genau das.« Die Deutsche wendet sich an Sérgio: »Bitte, was muss ich tun, damit sie sucht?«

Ein breites Grinsen entblößt die gelblichen Zähne des Alten. »Oha!«

Ja, sie weiß genau, was sie tut. Nicht umsonst hat sie sich so bei Sérgio eingeschleimt. Sie weiß, dass sie ihn über seinen Hund für sich gewinnen kann. Selbstverständlich wird er ihr helfen! Er kann es kaum erwarten, allen zu beweisen, was für einen tollen Hund er hat.

»Aaaah!« Endlich dämmert es Rafael: »Wenn jemand herausfinden kann, ob der frühere Besitzer des Rings sich irgendwo in der Nähe herumtreibt, dann ist das dieser ehemalige Polizeihund mit der preisgekrönten Nase. Bússola hat schon viele Vermisste ausfindig machen können.«

Sérgio dreht sich kurz zu mir um. Ich zucke mit den Schultern.

»Sie ist *dein* Hund. Du weißt am ehesten, ob sie mit Misserfolgen umgehen kann. Denn dieses Unternehmen hier ist leider zum Scheitern …« Ich verstumme, als mich ein vorwurfsvoller Blick Carmens trifft.

»Wir können es wenigstens versuchen.« Rafael zeigt breit grinsend seinen Goldzahn. »Und selbst wenn Bússola niemanden finden sollte, wird sie davon nicht gleich Depressionen bekommen.«

»Pssst!« Die Deutsche funkelt uns böse an, und tatsächlich verfallen wir beide in Schweigen. Die hat uns voll im Griff. Ich stelle – sehr zu meiner Verwunderung – fest, dass mich das gar nicht stört.

»Na schön.« Sérgio befeuchtet sich die Lippen mit der Zunge, reibt seine Handflächen aneinander und stellt sich neben Carmen.

»Darf ich?« Er deutet auf den Plastikbeutel.

Sie zögert nur kurz und gibt dem Alten ihren wohl wertvollsten Schatz. Anschließend weicht sie einige Schritte nach hinten aus, kollidiert dabei mit Rafael. »Entschuldigung.« Sie tritt beiseite und kaut auf ihren Fingernägeln herum.

Ich seufze. Diese Frau rührt mich. Ich will, dass ihr geholfen wird. Ich will, dass sie ihren Frieden findet. Großer Gott, lass Bússola fündig werden! Ich weiß nicht, ob ich an solch ein Wunder glauben darf. Alles spricht dagegen.

Ich mache einen Schritt auf sie zu, lege ihr meine Rechte auf die Schulter. Sie sieht mir nur kurz in die Augen und wirkt wie ein kleines Kind, das auf die Bescherung durch den Weihnachtsmann wartet. Oh, hoffentlich wird die Enttäuschung sie nicht zerstören.

»Ahm, ahm«, räuspert sich Sérgio, wackelt theatralisch mit der Hüfte, schaut nacheinander jedem ins Gesicht, hebt und senkt verschmitzt die Brauen und rümpft die Nase nagerartig. »Bússola, Bússola, mein Liebling«, wendet er sich an die momentane Hauptakteurin, auf die sich nun alle Augen richten. »Es gibt Arbeit für dich. Aaarbeit. Hast du Lust?«

Und ob Bússola Lust hat! Sie umrundet ihr Herrchen, huscht hin und her, ihre Pfoten wirbeln staubige Erde auf, ihre Krallen schlagen Gras aus dem Boden. Die Zunge hängt ihr dabei weit aus dem Fang. Sie hechelt.

»Jaaa, jaaa, haaa, haaa!« Sérgio heizt sie auf, springt seinerseits einmal nach links, einmal nach rechts. Die beiden spiegeln die Bewegungen des jeweils anderen. »Dreh dich, dreh dich!« Bússola flippt nahezu aus. Sie wirbelt mehrere Male um die eigene Achse, quiekt dabei so schrill, dass sich zwei Fußgänger in der Nähe zu uns umdrehen.

Das Aufwärmritual. So weiß Bússola, dass sie gleich suchen soll. Ganz so aufgedreht habe ich sie allerdings nie, als sie mein Hundekollege war.

Und dann hält Sérgio inne. Er steht da wie ein Zaunpfosten, den jemand in den Boden gerammt hat, und Bússola versteinert im gleichen Augenblick, mimt ein Standbild von sich selbst.

»Sch!«, macht Sérgio und hält seinen Zeigefinger vor den Mund. »Aufpassen!« Ihre Zunge verschwindet im Maul, ihr Unterkiefer klappt nach oben, die Ohren spitzen sich, drehen sich nach vorne, zu ihrem Herrchen. Ihre Muskeln sind gespannt wie die Sehne eines Bogens.

Das hat sie nicht verlernt. Sie ist voll da. Bereit für den Einsatz. Sie ist wieder jung.

Und Sérgio präsentiert ihr den Beutelinhalt. Bússola steckt ihre Nase tief in die Tüte, saugt den Geruch des Gegenstandes in sich auf. Routiniert, ganz konzentriert. Ich kann ihre Atemzüge deutlich hören und weiß: Sie ist bereit. Sie weiß, was sie tun muss. Sie wartet lediglich auf ein Wort.

»*BUSCA!*« Ihr üblicher Suchauftrag.

Und Bússola prescht los, geleitet von ihrer Nase, die sie knapp über den Boden führt, in einem enormen Tempo.

Im Nu ist sie zwanzig Meter von uns entfernt, fünfzig Meter, und droht hinter den Korkeichen zu verschwinden.

»AAAH!« Die Deutsche rennt hinterher. »Führe mich zu meinem Mann, Bússola, mein Kompass. Finde ihn! *BUSCA, BUSCA!*«

Ich habe befürchtet, dass Bússola nichts finden würde. Sie würde suchen, das ja. Dieser Malinois tut, was man ihm befiehlt. Aber das Unmögliche kann das Tier auch nicht möglich machen. Dennoch: Zielstrebig fegt es in eine bestimmte Richtung. Und das kann nur eines bedeuten: Bússola hat tatsächlich eine Spur! Meine Erwartungen werden bei Weitem übertroffen. Eine ziemlich heiße sogar. Ist dieser Deutsche wirklich am Leben und treibt sich hier irgendwo herum? Es sieht ganz danach aus. Weshalb dieses Versteckspiel? Warum tut er seiner Frau das an?

Ich setze mich ebenfalls in Bewegung und vernehme Rafaels Schritte und sein Schnaufen hinter mir. Von uns beiden habe ich die bessere Kondition. Na ja, er mit seinen Muskelbergen hat einiges mit sich herumzuschleppen.

»Haaalt! Wir müssen nicht … Ihr wisst: Bússola ist ein Verbeller. Sie wird signalisieren, wenn …« Sérgios Geblubber wird völlig von uns ignoriert. »Egal! Wartet auf miiiich!« Sérgio legt den Spurt seines Lebens hin und kann erstaunlicherweise fast mit uns Schritt halten.

Rasch haben wir die *Cromlechs* erreicht. Diese sind jedoch überhaupt nicht Bússolas Ziel. Sie jagt rechts daran vorbei, legt an Geschwindigkeit zu. Wir passieren ein paar Touristen, die gerade dabei sind, sich auf einen der Menhire in den Schatten zu setzen. Ich spüre, wie mich ihre verblüfften Blicke verfolgen. Ich habe hingegen nur Augen für den Hund.

Ich keuche. Lange werde ich dieses Tempo nicht durchhalten. Es geht über Stock und Stein, Wurzeln und abseits angelegte Wege etwa fünfhundert Meter weiter, bis die Verfolgungsjagd abrupt zum Stillstand kommt.

Bússola bellt ein Fahrzeug an.

Einen weißen Kleintransporter.

Das Ding steht neben einem baufälligen Schuppen. Der Schatten eines Menschen verschwindet hinter dem Wagen. Offenbar will eine Person versuchen, dem Hund zu entkommen, was wenig Sinn hat, denn die Nase des Tieres wird ihn nun überall ausfindig machen.

Carmen bleibt stehen, und ich kann gerade noch eine Kollision mit ihr verhindern. Dann prescht Rafael von hinten heran, stößt gegen mich und schubst mich auf sie. Sie schafft es, stehen zu bleiben, indem sie sich am Heck des Frachtwagens abstützt. Dort steht der Rest eines zum Teil abgekratzten Schriftzuges in flammend roten Buchstaben CALIPSE.

Der Blick in Carmens Gesicht, den ich von der Seite erhasche, schockiert mich. Blankes Entsetzen spiegelt sich darin wider. »DU?« Auf einmal weicht sämtliche Körperspannung aus ihr, und da ich befürchte, sie wird jeden Moment umkippen, husche ich rasch hinter sie, greife ihr unter die Arme.

Wer auch immer dieser Mann ist – um ihren Ehemann handelt es sich offensichtlich nicht.

»Lass mich!«

Sie schlägt meinen Arm beiseite. Mir fällt auf, dass sie mich geduzt hat. Ich schiebe es auf ihre Aufregung.

Sie umrundet den Transporter, um den Mann zu stellen, der vor der bellenden Hündin zu fliehen versucht. Aber

Bússola ist Polizeihund durch und durch und schafft es, ihn in eine Sackgasse zu treiben.

Ein Mann etwa so alt wie ich, mit langen braunen Haaren und einem Vollbart, steht nun zwischen Schuppen und Fahrzeug und reißt seine Arme hoch, um zu signalisieren, dass er jeglichen Widerstand aufgibt, und Sérgio ruft seine Hündin zu sich, um ihr das wohlverdiente Leckerli für die erfolgreiche Suche zu geben.

»CARMEN!« Zeitgleich erklingen zwei Stimmen hinter uns, ebenfalls völlig aus der Puste. Sie gehören zu einer blonden, wunderschönen, allerdings unübersehbar schwangeren Frau und zu einem untersetzten älteren Herrn mit graumeliertem Haar und einem äußerst verkniffenen Gesichtsausdruck, der mir fast vertraut vorkommt.

»Gott sei Dank!«

»Endlich haben wir dich gefunden!«

»Es wird alles wieder gut!« Die beiden reden auf Deutsch wild durcheinander. Ich verstehe höchstens die Hälfte davon.

»Ineke? Papa?« Völlig überfordert stemmt *unsere* Deutsche ihre Hände auf die Oberschenkel und schwankt, Unverständliches murmelnd, rückwärts gegen eine Korkeiche. Dadurch gibt sie die Sicht für die anderen auf den Langhaarigen frei.

Und dann macht die Schwangere ein komisches Gesicht, ruft etwas, das für mich klingt wie das deutsche Wort für Kuh, anschließend schreit sie auf Englisch: »*Nooo!*« Es sieht so aus, als kenne sie den Mann ebenfalls und sei darüber genauso geschockt wie Carmen.

Was geht hier vor?

»Du sagtest, du seist in der Werkstatt.« Die Blonde schnappt rasselnd nach Luft. Der Sprint muss ihr einiges abverlangt haben. »Viel zu beschäftigt, um mit uns hierherzukommen, hast du zumindest behauptet. Dabei bist du …«

Sie schlägt die Hand vor den Mund.

Hat sie bereits etwas verstanden, was mir entgangen ist?

Alle Blicke zucken zu dem Mann, der an der Wand des Schuppens entlang zu entkommen versucht. Rafael ist schnell bei ihm, dreht ihm die Hände auf den Rücken und lässt Handschellen zuschnappen.

»Scheiße! Verdammt!« Der Fremde windet sich in Rafaels Griff, doch gegen die Muskeln meines durchtrainierten Kollegen hat dieser dürre Deutsche keine Chance.

Ich nicke innerlich: Die Stimme … das war der Anrufer. Eindeutig. Ich erkenne die Stimme wieder.

»Ihr müsst verstehen! Ich sah keinen anderen Ausweg. Das alles … Ich wollte das nicht. Es hat sich verselbstständigt, und …«

»HA!« Carmen rennt mit wirbelnden Fäusten auf den Jesus-Verschnitt zu.

»NICHT!« Ich haste hinterher.

»ECHO!«, brüllt der Graumelierte, schubst mich beiseite und erreicht sie erstaunlicherweise schneller als ich. »Äh, ich meinte: Carmen«, korrigiert er und rupft an ihrer Bluse. »Bitte sei vernünftig!«

»Volker! Lass sie!« Die Schwangere versucht, ihn von Carmen wegzuziehen.

»Rarrr!« Bússola springt an mir vorbei auf die rangelnde Dreiergruppe zu.

»STOPP!«, schreit Sérgio und bekommt seinen Hund am Halsband zu fassen, bevor dieser dem Graumelierten die Zähne in die Wade schlagen kann.

»Aaauuu!« Die Schwangere sinkt neben mir in die Knie, hält sich den Bauch und atmet abgehackt.

Reflexartig eile ich der fallenden Schönheit zur Hilfe und schaffe es, sie sanft zu Boden gleiten zu lassen und ihr den Rücken zu stützen, während ich hinter mir eine schallende Ohrfeige höre, gefolgt von Carmens schriller Stimme: »Wieso tust du mir das an?«

POESIA IV

Vraag me niet
waarom ik jou niet kan vergeten.
Ik blijf je zien
zoals je in mijn droom
ook altijd bent geweest.
Ik balanceer op spansel
tussen werkelijkheid
en afwezigheid van heden.
Maar vang me op
als ik een misstap doe.

Frag mich nicht,
warum ich dich nicht vergessen kann.
Ununterbrochen sehe ich dich,
wie du in meinem Traum
auch stets erschienen bist.
Ich balanciere auf dem Seil
zwischen Wirklichkeit
und dem Wunsch, ihr zu entfliehen.
Aber fang mich auf,
wenn ich einen Fehltritt mache.

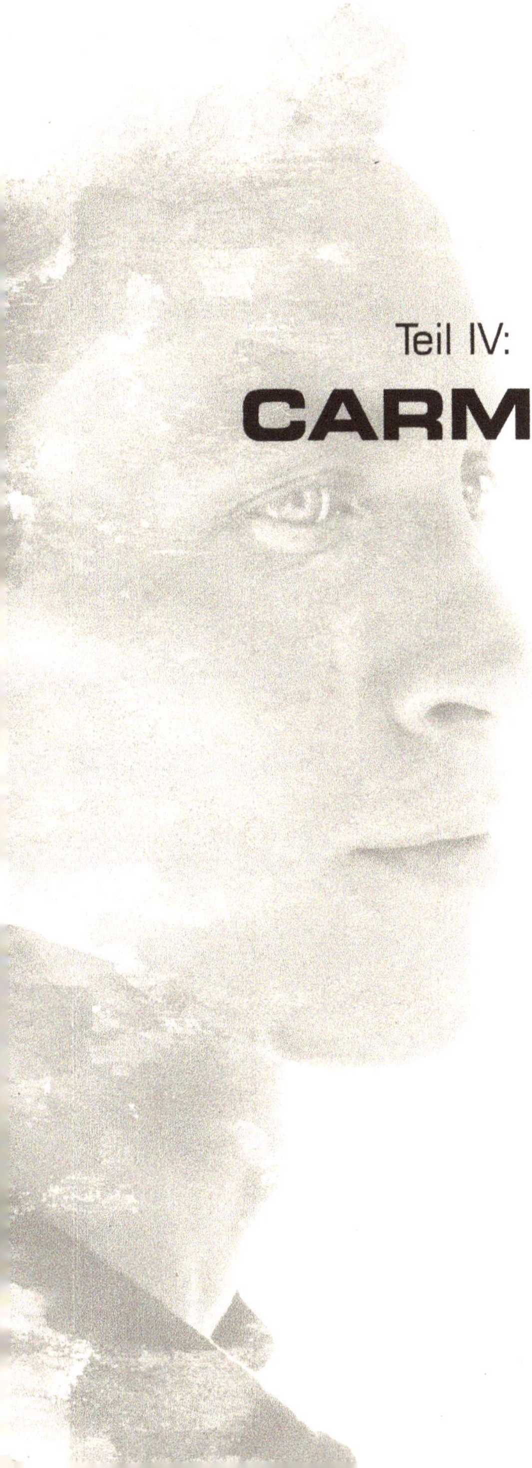

Teil IV:

CARMEN

Portugal, 14. August

Ik balanceer op spansel [1]

Die wilde Hatz endet auf einer Lichtung im Korkeichenhain, direkt vor einem weißen Kleintransporter mit flammend roten Buchstaben.

CALIPSE. Ich kann noch Klebereste vom P und O sehen und habe keinerlei Zweifel daran, wie das Wort vollständig gelautet haben muss.

»Apocalipse«, wispere ich. Dieses Fahrzeug existiert. Ich habe es mir nicht eingebildet. Ich bin nicht verrückt! Ich erinnere mich lebhaft daran, wie es vor mir über den Bordstein gerumpelt ist. Lots Entführer. Es gibt ihn tatsächlich. Aber wieso sollte er jetzt die Buchstaben wegkratzen? Was will er vertuschen?

Und dann entdecke ich den Schatten, der vor Bússola zu fliehen versucht. Ein Mann. *Mein* Mann? Mein Herz galoppiert. Nein. Er ist es nicht. Leider. Nichtsdestotrotz kenne ich den Fliehenden. Und zwar sehr gut. Zumin-

---

1 Ich balanciere auf dem Seil

dest habe ich das bisher geglaubt. Seine langen braunen Haare, der auffällige Bart und die schlanke Statur sind unverkennbar, und während ich gegen den Transporter stolpere, kommt mir nur ein Wort über die Zunge: »DU?«

»Ca… Carmen«, stammelt er, und ich habe ein Déjà-vu, das mir beinahe den Boden unter den Füßen wegreißt.

Vor meinen Augen färbt sich die Schrift auf dem Frachtwagen olivgrün, verwandelt sich unaufhaltsam in ein anderes Wort: ÖKOPALIPS.

»Es ist etwas geschehen …«

An der Flanke des Frachtwagens entlang tastete ich mich nach vorne. Was ich dort sah, kam einer Dusche mit Eiswasser gleich. Nein, einer Verbrennung durch glühende Kohlen, samt einem Faustschlag mitten in den Bauch, der mir den Atem raubte.

Auf dem Asphalt entdeckte ich Lot. Sein Brustkorb war deformiert. Vergeblich hoffte ich auf ein Heben und Senken, das beweisen würde, dass noch Leben in ihm steckte, mir versprach, dass alles in Ordnung kommen würde. Aber nichts kam mehr in Ordnung.

Ich spürte Kunos Hände, die mich an sich zogen. Seine langen Haare kitzelten mich im Nacken. Ich wollte ihn wegdrücken, erwischte ihn am Handgelenk. Ich fühlte seinen Puls rasen.

Kuno ist genauso geschockt wie ich. Er ist Lots bester Freund. Wieso hilft er ihm nicht auf? Wieso hält er stattdessen mich? Wieso zieht er mich weg? Ich will nicht! Ich muss bei meinem Mann sein!

Die Blutlache, die sich unaufhaltsam unter Lot ausbreitete, kreischte mir entgegen, dass ein Leben in diesem Körper nicht mehr möglich war. Lots blond gelocktes Haar färbte sich rot, klebte in Strähnen am Kopf. Seine blauen Augen starrten mich fragend, fast vorwurfsvoll an. Mich, die sie sonst mit so viel Zuversicht und Liebe angeschaut hatten.

»Nein.« Ich schüttelte den Kopf.

Sie starren nicht mich an. Sie starren durch mich hindurch, ins Leere. Sie sehen mich nicht. Sie sehen überhaupt nichts mehr. Nie mehr.

Der Funke, das Leben in ihnen, war erloschen. Es könnten genauso gut Glaskugeln sein. Oder das Nichts höchstpersönlich.

Kunos Hände streichelten meinen Rücken. Ich hörte seine Stimme: »Sch, Carmen. Armes Kleines. Komm ins Haus, komm mit ins Warme.«

»Lass mich!« Ich schlug seine Arme weg, wollte sie nicht spüren. Ich wollte lieber jemanden verprügeln. Und zwar denjenigen, der Schuld an der ganzen Misere war.

Aber wer ist schuld daran?

Wo ist er, der Feigling, der Mörder, der …

Ich wirbele um die eigene Achse. Ich sehe die Baumstämme vor mir und die umstehenden Personen.

Was ist Baum und wer ist Mensch?

Ich spüre die stechend heiße Sonne, gleichzeitig ist mir, als könne ich Schnee fallen sehen. Er rieselt auf meinen Kopf, meine Arme, die so kochend heiß sind, dass er augenblicklich schmilzt. So wie der Korkeichenhain mit dem Bild aus der Vergangenheit zu einem verschmilzt.

Und der Schnee war weg. Es war wieder Tag. Donnerstag? Sonntag? Montag? Ich hatte keine Ahnung. Es war auch nicht wichtig. Gar nichts war mehr wichtig.

Ich war zu Hause. Ich hörte Kuno, der zu mir sprach: »Lot ist immer bei dir. Er wacht über dich als dein Schutzengel. Wenn du ganz fest an ihn denkst, wird er dich nie verlassen. Er ist immer in deinem Herzen.«

»Verdammt! Ich will ihn nicht in meinem Herzen! Da drin bringt er mir nichts!« Ich schlug mit der Faust auf den Tisch, so fest, dass ein Glas umfiel und der Inhalt sich über den Tisch ergoss. Die Papiere, die Kuno vor uns ausgebreitet hatte, verformten sich, wurden wellig.

»Oje!« Hastig wischte Kuno das Wasser von den Dokumenten, strich sie glatt. *Was müht er sich so ab? Es ist doch eh alles scheißegal!* »Carmen, bitte …«

»Ich will Lot *hier*, neben mir, sodass ich ihn spüren kann, anfassen! Damit ich ihn küssen, fest an mich drücken kann und ihn nie mehr loslassen muss. Verstehst du das? Verstehst du das?«

Die Szene änderte sich schon wieder. Ich saß am Küchentisch. Diesmal alleine. Ich wartete. Und wartete. Es war fast sieben Uhr abends und Lot war immer noch nicht zu Hause.

»Lot, wo bleibst du denn?«, schrieb ich ihm eine WhatsApp.

Es kam keine Antwort. Um einundzwanzig Uhr ging ich ins Bett und glotzte die Wand an.

Ich bin eine Seiltänzerin. Ich balanciere zwischen Traum und Wahrheit. Solange ich mich auf dem Seil halten kann, ist es in Ordnung. Solange ich keinen Fehltritt mache, komme ich klar. Aber will ich diesen Seiltanz noch? Er ist anstrengend und wohl zum Scheitern verurteilt.

Ich muss mich für eine Seite entscheiden – oder fallen.

Ich traf meine Entscheidung.

Lot feierte seinen dreißigsten Geburtstag.

Papa behauptete, Lot sei gar nicht da. So ein Blödsinn!

Der Streit eskalierte. Alle Gäste außer Ineke und Kuno gingen. Sogar Lot war weg. Er war sauer auf mich. Er war nach draußen gegangen, um nach dem Streit das Hirn zu lüften, wie er zu sagen pflegte. Aber er hielt zu mir, und nach ein paar Tagen kam er zurück.

Er kommt immer zu mir zurück, denn er liebt mich.

Leider liebt er auch seinen Job und ist gerade ziemlich mit Arbeit eingedeckt. Und muss dazu ständig irgendwelche Schulungen geben. Er ist eben ein Workaholic, und sein Chef findet offenbar niemanden, der ihn ein wenig entlasten könnte.

Und erneut saß ich am Küchentisch und wartete.

Und wartete. Und vermisste meinen Mann.

»Musst du schon wieder Überstunden machen?«, schrieb ich ihm eine WhatsApp. *»Komm bitte bald nach Hause.«*

Mein Handy piepste. Eilig öffnete ich seine Nachricht: *»Ja, mein Schatz. Ich muss arbeiten. Es wird heute länger dauern. Geh schon ins Bett.«*

»Okay«, antwortete ich. *»Aber übertreib es nicht. Ich will nicht, dass du einen Burnout bekommst! Ich brauche dich noch!«* Nach kurzem Zögern fügte ich an: *»Zum Glück hast du bald Urlaub. Ich freue mich total auf Portugal mit dir. Du und ich. Nur wir zwei. Ich kann es kaum erwarten! Das wird toll. Ich liebe dich.«*

Eine Weile starrte ich aufs Display. Er hatte meine Nachricht gelesen. Das vermittelten eindeutig die zwei blauen Häkchen nach meinem Text, doch es kam keine Antwort.

Mein fleißiger Schatz hat eben wahnsinnig viel zu tun. Und ich? Nein, schlafen werde ich noch nicht.

Ich griff zu meinem Übungsheft und konjugierte ein paar unregelmäßige Verben. *Portugiesisch macht Spaß. Schade, dass Lot nach dem Einführungskurs von Ineke das Interesse verloren hat. Ich habe alleine weitergelernt. Macht nichts. Lot hat ja mich dabei. Ich kann für ihn dolmetschen. Ich freue mich so auf Portugal!*

Portugal!

Lot spazierte mit mir durch Lissabon. Wir amüsierten uns über zwei spanische Touristen, die ihre Stadtkarte verkehrt herum hielten und heftig miteinander diskutierten.

»Die haben keinen Plan.« Lot lachte.

»Ich auch nicht. Dafür habe ich dich!«

»Echolotkartografie?«

Ich wollte ihn küssen. Er entzog sich mir. Kichernd rannte er die *Avenida de Liberdade* entlang in Richtung *Elevador da Glória*. Ich hopste ihm hinterher. Dass mir die Spanier verwundert nachschauten, kümmerte mich nicht.

Lot lag nackt neben mir im Hotelbett. Mein Herz hüpfte in der Brust. In mir regte sich heftiges Verlangen, pulste, zuckte in mir an den verrücktesten Stellen meines Körpers, streichelte, kitzelte, erregte mich.

Ich will ihn. Jetzt, sofort, ganz!

Ich hatte solch einen Hunger nach ihm, seinen Berührungen. Ich wollte seine Lippen an meinem Hals fühlen, an meinem Bauchnabel, seine Hände an meinen Schultern und Brüsten. Ich wollte seinen Körper an meinem spüren, wollte ihn *in* mir fühlen und unsere Bewegungen synchron werden lassen, dem Soundtrack meines … *unseres* Lebens einen Rhythmus verleihen. Nicht langsam und langweilig. Nein! Schnell sollte er sein. Stampfend und heiß wie die Verführung selbst, sodass der Verstand gar nicht mehr mitkommen würde.

Flammen der Lust kitzelten uns und ließen uns zu feurigen Tänzern der Liebe werden.

Unsere Herzen schlagen synchron
den Rhythmus unserer Liebe.
Eins ist das Echo des anderen.
Gemeinsam sind wir im Lot.

Ich rutschte zu ihm, weiter, dichter, wollte ihm ganz nahe sein. Näher als nahe.

Doch da war keiner, und so rollte ich aus dem Bett, fiel zu Boden, stieß mir den Kopf am Nachttisch. Schmerz schwappte durch meinen Körper, schwemmte die Lust im Nu hinaus, und ich fluchte. »Kruzifix und Dunnerkeil! Scheiße, tut das weh! Lot! Wo bist du?«

Ich lauschte. *Höre ich ein Kichern im Bad?*

»Na warte!« Ich rappelte mich auf und stürzte mich ins Bad. »Unsere Nasszelle«, hatte Lot den winzigen, aber zweckmäßigen Raum getauft, in dem man sich zwischen Toilette, Dusche und Waschbecken kaum drehen konnte.

»Lot?«

Das Bad war leer. Das Kichern stammte von draußen.

Lot ist rausgegangen. Wieso? Will er Verstecken spielen?

Ich schlüpfte in meine Hausschuhe. *Kann er haben!*

Erwartungsvoll öffnete ich die Tür zum Flur … und entdeckte gegenüber zwei junge Frauen, die offensichtlich zu viel Alkohol getrunken hatten, denn sie torkelten, verursachten übermäßig viel Lärm und scheiterten an ihrem Türschloss.

»Äh …?« Die beiden drehten sich um.

Ihr Kichern verwandelte sich in Laute der Verwunderung. »*Oh, là, là!*«

»*Quelle beauté!*« Erst in diesem Moment fiel mir ein, dass ich – bis auf die Hausschuhe – splitterfasernackt war.

»Upps!« Ich bedeckte meine Brüste und klemmte die Beine zusammen.

»*Au revoir.*«

Ich zog die Tür hinter mir zu, drehte den Schlüssel sogar zweimal um, sprang ins Bett und zog die Decke bis ans Kinn. Schnell atmend, als hätte ich einen Geländelauf hinter mir.

Die Frauen kicherten wieder und hatten wohl endlich ihre Tür aufbekommen. Denn kurz darauf rumpelte es, und ihre Stimmen klangen dumpfer, bis ich sie schließlich gar nicht mehr hören konnte. Stattdessen vernahm ich mein Schluchzen, spürte die Tränen, die an meinen Wangen entlangliefen und ins Kopfkissen einsickerten.

Ich bin alleine. Lot ist nicht hier. Er ist weg! Lot, Liebster! Ich falle! Bitte! Ohne dich bin ich verloren! Bitte, fang mich auf!

Brutale Bilder aus einer verdrängten Vergangenheit prügelten auf mich ein, verursachten reale Schmerzen.

Ineke half mir, die Traueranzeige zu gestalten. Sie schrieb ein Gedicht, das mich in einem Meer aus Tränen versinken ließ und mir so sehr aus der Seele sprach, dass ich es ins Trauerkärtchen drucken ließ.

Ineke wählte mit mir den Sarg aus, die Blumen für die Kirche. Sie war dabei, als ich mit dem Pfarrer redete. Sie wich nicht von meiner Seite. Sie war für mich da.

Papa wollte mir ebenfalls helfen. Seine Hilfe lehnte ich aber kategorisch ab. »Wie willst ausgerechnet du mir eine Hilfe sein? Du bist seit meiner Geburt ein Trauerkloß.«

Die Beerdigung … Ineke weinte, während Kuno am Grab eine bewegende Rede hielt. *Das ist doch alles nicht wahr! Das kann nicht sein! Nicht mein Lot, nicht mein …*

Der Sarg mit dem Dahlienkranz, der Kerze und dem Foto meines Ehemannes … *Das träume ich. Das ist ein furchtbarer Albtraum. Er ist doch nicht wirklich tot, oder? Ich wache bestimmt bald auf.*

Ich wachte nicht auf. Lot war wirklich weg. Und ich … ich war alleine.

Nein, nicht ganz. Ineke war immer für mich da. Und Kuno. Er erledigte den ganzen Papierkram. Verträge, Passwörter, Ummeldungen, Kündigungen. Ich war ihm unendlich dankbar. *Ich bin so froh, dass es ihn gibt. Ich hätte das alles nicht geschafft ohne ihn.*

»Gib mir sein Handy, ja? Ich kündige seinen Vertrag und melde es ab. Dann musst du das nicht tun, Carmen.«

Ich drehte Lots Handy zwischen meinen bebenden Händen. Schließlich reichte ich es ihm. »Danke.«

»Gerne.«

Ich melde sein Handy ab …

Und da ist er, der Gedanke, der mich in der Gegenwart verankert: Lots Handy! Es war hier eingeloggt. Kuno hat es also nicht abgemeldet. Er hat es noch. Und er ist in Portugal. Und das nicht, um nach mir zu suchen, sonst hätte er nicht versucht, zu fliehen. Sonst hätte er sich nicht hier versteckt. Er stand beim weißen Kleintransporter. Die Aufschrift … Er war dabei sie abzukratzen. Was will er verbergen?

Und allmählich dämmert es mir: *Er* war das alles: Er hat den Transporter gefahren. Er hat mich in die Knochenkapelle gelockt. Er hat mich bei der Polizei angezeigt. Er wollte, dass ich eingesperrt werde.

Ich kann es nicht fassen, aber ich weiß, dass es stimmt. Das Handy und Bússola haben ihn überführt. Dank der Spürnase der Hündin weiß ich, wer Lots Ring in den Totenkopf gestopft hat: Kuno.

Er hatte den Ring die ganze Zeit, ohne mir davon zu erzählen. Zumindest den metallenen Teil davon. Vielleicht hat er den Ehemniten ja auch. Wie konnte er mir das verheimlichen?

Meine Hände ballen sich zu Fäusten. Ich zittere. Und das definitiv nicht vor Kälte!

Von wegen, er ist mein Freund und für mich da!

»CARMEN!«

»Lieverd!«

»Endlich haben wir dich gefunden!« Vertraute Stimmen lassen mich herumfahren. Sie reden gleichzeitig, keuchen dabei, als wären sie – genau wie ich – gerannt und nun völlig außer Atem.

»Wieso läufst du denn vor der Polizei davon?«

»Was ist passiert?«

»Ineke? Papa?«

Die Korkeichen, der Frachtwagen und die Menschen – alles schwankt auf einmal. Mein gesamtes Weltbild droht in sich zusammenzustürzen.

Ich führe Selbstgespräche: »Die zwei … auch hier? Und Papa sagt *Carmen* zu mir? Sind …, sind die zwei mit Kuno gekommen? Und haben ebenfalls mit dem Ganzen zu tun? Wieso sind denn alle gegen mich? Was machen die mit mir? Ich will nicht … Was ist … Aua!« Ich stoße mit dem Rücken gegen etwas Hartes, taste hinter mir über eine raue

Borke. »Baum … Das ist ein Ba… Baum. Kein Polizist, der mich gefangen… Ni…, niemand, der mich … ver…, ver…«

»KUNO?«, kommt es von Ineke. Sie sieht so schockiert aus, wie ich mich fühle, und stammelt: »Du sagtest, du seist in der Werkstatt. Viel zu beschäftigt, um mit uns hierherzukommen, hast du zumindest behauptet. Dabei bist du … *Goeie genade!*« Sie schlägt die Hand vor den Mund.

Tausend Gedanken wirbeln durch meinen Kopf. Einen bekomme ich zu fassen, klammere meinen Geist daran, während sich mein Körper an den Baumstamm klammert und sich langsam wieder aufrichtet.

Ineke wusste nicht, dass Kuno hier ist. Er hat auch sie angelogen. Wieso hat er das? Er ist ihr Ehemann!

Und doch versucht er nun zu fliehen. Vor seiner Frau und vor mir, seiner angeblich besten Freundin. Allerdings kommt er nicht weit. Der muskulöse Polizist ist schneller, legt ihm Handschellen an.

»Scheiße! Verdammt!« Kuno windet sich, hat dennoch keine Chance. »Ich wollte das nicht. Das alles hat sich verselbstständigt, und …«

In meinen Ohren vernehme ich ein lautes Pfeifen. So schrill, dass es wehtut und ich erneut den Baum brauche, um aufrecht stehen zu bleiben.

Er wollte mich loswerden. Er hat mich in den Knast gebracht. Und jetzt macht er Ineke kaputt!

Die Grundzutat Trauer in mir wird angereichert durch eine Prise Schock, verquirlt mit einer Packung bitterer Enttäuschung und einer Dosis frischem Wahnsinn. Dazu kommt eine ordentliche Portion Wut. Und die Mittagshitze im Alentejo backt aus Echo Carmen Köhler einen völlig neuen Menschen.

»HAAA!«, übertöne ich das schrille Pfeifen in mir. Fast beiläufig wische ich Hände beiseite, die sich von überall nach mir auszustrecken scheinen. Es ist mir ein Leichtes, die Rufe der anderen zu ignorieren. Ich verstehe sie ohnehin nicht. Ich bin wie im Tunnel und habe nur ein Ziel vor Augen: Kuno, das Arschloch.

Problemlos schubse ich Körper weg, die viel schwerer als meiner sind, und erreiche ihn. Ich will ihm genauso viele Schmerzen zufügen, wie er sie mir zugefügt hat. Ich hole weit aus und verpasse ihm eine Ohrfeige, die seine Haut rot färbt und ihn zum Wimmern bringt.

Der Schlag verstaucht mir das Handgelenk. Doch das feuchte Glitzern auf seiner Wange lässt mich den Schmerz mit Genugtuung ertragen.

Dieser Schmerz ist nichts im Vergleich zu dem Gewitter, das in meinem Herzen tobt.

Kuno sieht elend aus. Dreckig, bleich, mit dunklen Ringen unter den Augen. Sein Haar hängt ihm strähnig über die Schultern, und in den Armen des starken Polizisten wirkt er wie ein schmächtiger Schuljunge, dessen Hintern mit einem Rohrstock versohlt worden ist.

»Carmen, bitte …«

Inzwischen ist *Senhor* Erdmännchen bei mir angelangt: Sérgio, der auf mich einredet und mich an den Schultern festhält. Rafael plappert ebenfalls vor sich hin. Es dauert eine halbe Ewigkeit, bis sich ihre Worte durch meine Hirnwindungen gekämpft haben und ich sie verstehe.

»Was auch immer er getan hat: Selbstjustiz ist nicht die Lösung.«

»Sie kommen bloß wieder ins Gefängnis.«

»Bitte, beruhigen Sie sich.«

Ich erschrecke, als sich meine Rechte auf einmal feucht anfühlt, und schaue nach unten. Bússola ist es, die mir die schmerzende Hand leckt, und ich spüre eine weitere Hand an meinem Rücken, woraufhin Sérgio mich loslässt. Zu meiner großen Überraschung ist es Papa, der mir den Rücken stärkt, und ich stelle fest, dass meine Wut nachlässt, um etwas anderem Platz zu machen: dem Verlangen nach Wahrheit und dem Wunsch, den Grund für das alles zu erfahren, und ich richte mich an den, der die ganze Wahrheit kennt: Kuno. »Wieso tust du mir das an?«

Er atmet gequält, leckt sich über die vor Hitze gesprungenen Lippen und windet sich in Rafaels Armen. »Das alles ist kompliziert.«

»Dann erklär es mir. Ich habe Zeit.«

Er dreht seinen Kopf und richtet sich an Rafael. »*Please, I know it's over. I give up. I will go to prison. But can you let go? I … I need to explain to … to Carmen first. So that she understands. Please?*"

»Pedro?« Rafael weiß offensichtlich nicht, ob er Kuno trauen soll.

»Sie werden ganz bestimmt nicht weglaufen?«, kommt Pedros Stimme von hinten.

»*If you run …*« Sérgio deutet auf Bússola, die bedrohlich knurrt. »*I will not call back my dog next time!*«

»Ist gut, ist gut. Ich werde nicht weglaufen«, beteuert der Gefangene. »Ganz bestimmt nicht. Jetzt ist eh alles verloren.«

»Verloren?« Ineke schnauft heran. »Was redest du da?«

Sie ist kurz vor dem Kollaps. Sie sollte …

»*Senhora, Senhora!*« Sérgio zupft an Inekes Ärmel und deutet in Richtung Schatten. »*Sente-se, sente-se! POR FAVOR! O BEBÉ!*«

»Nee! Duvel op!« Sie will sich offensichtlich nicht setzen, steht lieber da, mit wackeligen Beinen und hochrotem Kopf, und schnauzt ihren Mann an: »Was soll das alles? Was machst du hier? Ohne mir einen Ton zu sagen! Warum fährst du mit einem Frachtwagen herum, der genauso aussieht wie … du weißt schon was. Und wieso ist Carmen so wütend auf dich? Was zum Teufel hast du gemacht?«

Er öffnet den Mund, schließt ihn wieder, stöhnt. Und ich spüre, dass mir erneut die Lider zucken und sich meine Hände zu Fäusten ballen.

»Raus mit der Sprache!« Ineke schließt ein paar Flüche in ihrer Muttersprache an, die ich noch nie von ihr gehört habe. Stünde ich ihr jetzt gegenüber, hätte ich vermutlich Angst vor ihr.

»Ineke-Spatz …« Kunos Lippen beben.

»Ob ich noch dein Ineke-Spatz bin, wird sich zeigen, wenn ich endlich die Wahrheit weiß.« Sie atmet tief durch, bevor sie, etwas ruhiger, anfügt: »Es gibt bestimmt eine logische Erklärung für diese Sache hier.«

»Nein. Leider nicht.« Kuno lässt den Kopf hängen. Er wagt es offensichtlich nicht, seiner Frau in die Augen zu sehen. Er stellt stattdessen kurzen Blickkontakt zu mir her, erbebt und schaut gleich wieder weg. »Ich habe etwas Furchtbares getan.«

»Nee, heb je niet.« Ineke macht einen Schritt auf ihn zu, streckt ihre Arme nach ihm aus.

Kuno zuckt in ihre Richtung, weicht dann aber zurück und kollidiert mit Rafaels breiter Brust. »Doch. Und Carmen hat allen Grund, wütend auf mich zu sein.«

Maar vang me op [2]

»Wovon redest du?« Ineke klingt ängstlich. »Kuno, *lieverd …*«

Er senkt den Kopf. »Erst wollte ich Carmen helfen. Ja, das wollte ich. Wirklich! Aber sie wollte sich nicht helfen lassen. Sie war der festen Überzeugung, dass ihr Mann noch am Leben ist. Du erinnerst dich an die Geburtstagsfeier, Spatz?«

Ineke nickt eingeschüchtert. Der Schock sitzt wohl zu tief. Nun bin ich es, die beschämt zu Boden blickt.

»Carmen wollte nicht hören, auf niemanden von uns. Und in die Klinik wollte sie nicht. Und dann habe ich gedacht … Ja, ich habe gedacht, wenn ich ein bisschen nachhelfe, wird sie einsehen, dass sie Hilfe braucht und es so nicht weitergehen kann und … Bitte guck mich nicht so an, Ineke!«

Ich entdecke Unverständnis in ihren Augen. Schmerz. Sie hat Angst davor, zu erfahren, was ihr Mann getan hat, wegen mir. Weil ich nicht in die Klinik gehen wollte. Unbehagen umklammert meine Brust. Kuno ist ihr Mann. Sie liebt ihn. Sie erwartet ein Kind von ihm! Sie braucht ihn als Partner für sich – und als Vater für das Kind.

Sérgio hakt meine hochschwangere Freundin unter und ist ihr eine Stütze, die ich, ihre beste Freundin, ihr sein

2 Aber fang mich auf

müsste. Oder ihr Mann Kuno. Keiner von uns ist aktuell dazu in der Lage.

»Ich musste etwas tun!« Meine Aufmerksamkeit kehrt zu Kuno zurück. »Carmen ist unsere Freundin. Ich konnte sie nicht sehenden Auges ins Verderben laufen lassen. Ich musste sie vor sich selbst schützen – und uns vor ihr.«

»Schützen?«, entgleitet es mir, völlig verdattert.

»Ja, schützen.« Er nickt heftig, und seine Haare fallen nach vorne. »Erinnerst du dich daran, wie du der kleinen Johanna einen Löffel an den Kopf geschmissen hast? Oder deinem Vater einen Apfelkuchen? Wer weiß? Vielleicht wäre das nächste Mal ein Hammer geflogen, oder du hättest jemandem ein Messer ins Kreuz gerammt.«

»Ich hätte nie …« Ein Murmeln neben mir lenkt mich kurz ab. Pedro übersetzt synchron für Sérgio und Rafael ins Portugiesische. »Ich hätte nie jemanden von euch verletzt«, beende ich meinen Satz.

»Behauptest du. Frag deinen Vater, wie das für ihn war, als du ihm die Tür vor der Nase zugeschlagen hast.«

Papa schüttelt den Kopf. »Halb so schlimm, Kleines. Ich war selbst schuld daran, habe mich nicht korrekt verhalten.«

»Könnten wir bitte endlich zum Punkt kommen?« Ineke streichelt ungeduldig ihren Bauch.

»Zum Punkt kommen. Ja.« Kuno räuspert sich. »Fakt ist: Ich wollte dir immer nur helfen, Carmen. Denn Lot war auch mein Freund. Du weißt das.« Sein Kinn deutet nacheinander auf Papa und Ineke. »Und Sie und du auch. Lot war der Beste. Besser als wir alle hier zusammengenommen. Und ich war am Boden zerstört, als ich ihn fand. Ich träume jetzt noch davon! Dieser furchtbare Krach, die

Schreie, diese Geräusche … Und wie ich nach draußen gerannt bin und ihn so liegen sah, in seiner Blutlache …, von einem Frachtwagen überfahren, der wegen Glatteis ins Rutschen geraten ist. So was Unnötiges! Scheiß-Ironie namens *fucking* Schicksal, das …«

Er schaut in den Himmel und stößt einen grausigen Schrei aus, der mich zusammenzucken und einen Schwarm Tauben lärmend davonfliegen lässt. Bússola macht sich daran, einen der Vögel zu jagen, doch Sérgio ruft die Hündin zu sich.

Ich zwinge meine Aufmerksamkeit zurück zu Kunos Schilderungen, obwohl sie wohl am liebsten mit den Tauben davonfliegen würde.

»Von Jonas habe ich erfahren, was passiert ist: Lot hat Johanna das Leben gerettet. Ohne Lots Einsatz hätte der Wagen die Kleine überfahren. Aber Lot hat das Mädchen gerettet – und seinen Einsatz mit dem Leben bezahlt. Er ist als Held gestorben und hat uns, seine Freunde und Familie, zurückgelassen: hilflos, zweifelnd, voller Fragezeichen. Warum? Warum Lot? Warum so? Verdammte Scheiße! Das darf nicht wahr sein! Wieso muss Lot immer zu Fuß unterwegs sein? Weshalb musste er an besagtem Tag so lange arbeiten? Warum überhaupt war es an dem Tag so beschissen kalt? Verflucht, es war April. APRIL! Der Winter war längst vorbei. Wir hatten kurzzeitig sogar fünfzehn Grad an einigen Tagen im März. Niemand konnte ahnen, dass es noch einmal frieren würde! Und gleichzeitig war da Johanna, die ohne Lot gestorben wäre. Ein zehnjähriges Kind. Jonas' Mädchen. Unser Nachbar und Freund. Was wäre losgewesen, wenn … Aber Lot hat so ein Ende ebenso wenig verdient wie das Kind. Nein, das hat er wirklich nicht.«

Kuno ringt mit den Worten. Ich kann deutlich sehen, wie schwer es ihm fällt. Er spielt das nicht.

»Wir haben zusammen geweint«, fährt er fort. »Viele Stunden lang. Viele Tage. Wochen. Erinnerst du dich, Carmen? Ich war für dich da. Ich war immer für dich da und habe mich um dich gekümmert.«

Ich nicke. Ja, das hat er. Tränen tropfen aus seinen Augen. Es sind echte Tränen. Sie lassen mich taumeln. Ich sinke in die feste Umarmung Papas und lasse es zu. Er schweigt, wie so oft. Worte sind einfach nicht seins. Seine Geste drückt dennoch mehr aus als tausend Worte.

»Und du, Carmen, deine unendliche Trauer … Das hat mich so fertiggemacht. So fertig!« Kuno läuft auf und ab. Rafael zuckt in seine Richtung, doch Kuno läuft nicht davon, weshalb der Muskelmann sich etwas entspannt und weiter Pedros Übersetzungen lauscht. »Auch für mich ging etwas zu Ende, Carmen. Ja! Auch für mich brach eine Welt zusammen, und ich musste damit klarkommen. Gleichzeitig musste ich zusehen, wie meine beste Freundin, du, vor die Hunde geht. Nebenher musste ich mich um meine schwangere Frau kümmern, die ebenfalls in Trauer ist …«

Ich sehe, dass Ineke schwankt. Bevor sie fallen kann, setzen Pedro und Sérgio sie vorsichtig in den Schatten einer mächtigen Korkeiche. Ich stöhne. Die Hitze wird allmählich unerträglich. Schweiß tropft mir von der Stirn, vermengt sich mit meinen Tränen zu einem salzig-feuchten Film auf meinem Gesicht.

»Irgendwann hat Carmen mir erzählt, dass sie überall weiße Frachtwagen sieht.«

Ich erschrecke. »Das habe ich dir im Vertrauen …«

»Bitte, Carmen, *ich* rede jetzt. Du hast mir gesagt, du fühlst dich verfolgt von denen und immer wieder an deine persönliche *Apokalypse* erinnert. Du hast mir davon erzählt, dass du nicht glauben kannst, dass Lot tot ist, dass du ihn oft siehst, mit ihm zusammen spazieren gehst und …«

Ich will etwas entgegnen, doch mir fallen keine Widerworte ein. Es stimmt ja. Mein Mann hat mich weiter durchs Leben begleitet. Nicht immer, aber recht häufig und das so lebensecht, dass es für mich Realität gewesen ist und sein Tod stattdessen wie ein Traum angemutet hat. Ein grauenvoller Traum, allerdings einer, den ich weit wegzuschieben vermag. Meistens jedenfalls.

»Ich habe dir gesagt, das ist unmöglich!« Kunos Stimme ist unerträglich laut. »Habe gesagt: Carmen, du bildest dir das ein. Lot ist tot. Wir haben ihn beerdigt. Du warst dabei.«

Unaufhaltsam füllen sich meine Augen mit neuen Tränen und verschleiern mir die Sicht. Ich will schreien. Der Kloß in meinem Hals hindert mich daran. Ich will davonlaufen. Papa hält mich fest.

»Aber du wolltest ja nichts davon hören, Carmen.«

Ja, ich will es auch jetzt nicht hören. Ich will am liebsten gar nichts mehr hören. Verdammt, warum kann ich nicht einfach ohnmächtig werden, oder besser: tot umfallen! Ich ertrage das alles nicht mehr!

»Und dann hatte ich eine Idee. Bitte mach mir das nicht zum Vorwurf. Ich war ebenfalls verzweifelt. Ich litt gleich doppelt und dreifach und wollte nur helfen. Ja, das wollte ich wirklich.« Kuno duckt sich, als ziele ich mit einer Pistole auf ihn. In Wahrheit hänge ich schlapp in Papas

Armen und wäre wohl nicht einmal dazu in der Lage gewesen, jemandem auf den Fuß zu treten. »Ich konnte nicht anders, Carmen. Ich musste etwas tun!«

»Was … was konntest du nicht anders?«, wimmert Ineke. »Was hast du denn getan?«

»Bitte, Schatz, reg dich nicht auf. Du solltest das alles gar nicht hören. Du solltest …« Kuno dreht sich zu Rafael um. »*Can you take her to the car, please, or somewhere else? It's too hot for her. This is too hard for her. She shouldn't hear this.*"

»Ich sollte sehr wohl hören, was mein Ehemann getan hat. Lass das *gebazel* und rück endlich mit der Wahrheit raus, sonst …«

Soll ich dazwischengehen? Verhindern, dass er weiterspricht und Ineke zerstört? Es ist inzwischen fast egal, was er mir angetan hat, aber Ineke …

Er nimmt mir die Entscheidung ab. »Es ging dir viel besser, Carmen, wenn Lot bei dir war, selbst wenn es nur in deinen Gedanken stattgefunden hat. Das musst du zugeben. Das hast du immer wieder beteuert.«

Bússola stupst mich mit der Nase an, und ich weine stumm, während ich meine Hände in ihr Fell grabe. Sie und Papa stehen mir bei, erden mich. Ich schüttele seine Hände nicht ab, wie ich es früher bestimmt getan hätte.

»Also habe ich dir geholfen«, brabbelt Kuno. »Ich habe dir Nachrichten von ihm geschickt, von Lots altem Handy aus.« Ich nicke. Das habe ich bereits geahnt. Trotzdem kapiere ich nicht, wieso. »Ich wollte das Handy wirklich abmelden. Das mit den WhatsApp-Nachrichten war eine spontane Idee von mir. Saublöd, ich weiß. Es ließ sich nicht mehr rückgängig machen. Und du, du hast das Handy regelrecht bombardiert mit deinen Nachrichten: *Danke, Schatz, ich liebe dich. Komm bald nach Hause, Schatz. Mach nicht so viele Überstunden. Ich freue mich auf Portugal mit dir …*« Er verstellt dabei seine Stimme, und jedes seiner Worte kommt einem Messerstich gleich.

Ich ächze, und Papa streichelt mitleidig meine Schultern.

»Carmen, ich habe dir zurückgeschrieben, weil ich dir etwas Gutes tun wollte, damit du nicht mehr so leiden musst.«

»Gutes tun?« Meine Stimme bricht.

»Ja. Es hat sich verselbstständigt. Ich kam mit dir überhaupt nicht mehr klar. Ich wusste nicht, wie ich nach all dem zurückrudern sollte. Das mit dem Handy war ein Riesenfehler. Ich bin ein Idiot. Ich habe damit deinen … Wahn befeuert, und es tut mir aufrichtig leid. Ich konnte dir ja schlecht sagen: *Du, das mit den Textnachrichten – ich war das. Ich habe so getan, als sei ich Lot, damit du dich besser fühlst.* Du hättest mich gehasst. Aber du brauchst deine Freunde. Die Wahrheit war für mich folglich keine Lösung. Ich habe viel und lange überlegt. Du warst so felsenfest davon überzeugt, dass Lot noch lebt. Daran hätte auch ein Abbruch der Handynachrichten nichts mehr geändert.«

»Sag mal, spinnst du?«

Kuno geht nicht auf Inekes Einwurf ein. »Der Gipfel war die Geburtstagsfeier. Da habe ich kapiert, dass es zu spät war. Dass wir ohne psychologische Unterstützung nicht mehr weiterkommen. Ein Klinikaufenthalt schien unabdingbar. Jemand, der nicht so emotional in die ganze Angelegenheit verwickelt ist, müsste dir behutsam beibringen, dass Lot nicht mehr lebt. Aber du … du wolltest ja nicht.«

»Ich bin zur Therapie gegangen, zu Maria«, widerspreche ich und wundere mich, dass ich überhaupt noch mit ihm spreche.

»Ja, aber die ambulante Therapie reichte ja offensichtlich nicht.«

»Moment!« Mir dämmert etwas. »Du hast mir dazu geraten, die Pillen abzusetzen, die man mir verschrieben hat.« Mein Herzschlag beschleunigt sich enorm. Mir wird fast schlecht davon. »Du hast gesagt, ich brauche die nicht, weil ich kein Psycho sei. Wie passt das zusammen mit dem, was du gerade gesagt hast? Ich habe auf dich gehört und sie einfach nicht mehr genommen. Pedro hat gesagt, dass das Absetzen ohne ärztliche Aufsicht gefährlich sei, und ich glaube ihm. Ja, eigentlich habe ich das auch damals schon gewusst. Ich habe ja den Beipackzettel gelesen. Trotzdem war ich so doof und habe auf dich gehört, Kuno. Ich habe dir vertraut! Du wolltest mir gar nicht helfen. Du wolltest, dass ich verrückt werde, stimmt's? Ambulante Therapie war dir nämlich zu wenig. Ich sollte weg, damit du freie Bahn hast, für was auch immer. Weil ich nicht freiwillig in die Klinik gegangen bin, wolltest du mich in den Wahnsinn treiben, und als selbst das nicht den gewünschten Erfolg hatte, hast du eben versucht, mich ins Gefängnis zu bringen. So ist es doch, nicht wahr?«

Seine Antwort ist nervöses Lippenlecken.

»Ich verstehe das nicht, Kuno. Wieso? Was habe ich dir denn getan?«

»Du hast mir gar nichts getan. Ich bin einfach ein riesengroßes Arschloch und …«

»Ja, das stimmt. Das sind Sie. Aber mit Fäkalsprache und Anschuldigungen kommen wir nicht weiter«, wirft schließlich Pedro ein, dessen Anwesenheit ich nahezu vergessen habe. »Es geht um etwas ganz anderes. Freundschaft, jaja, helfen wollen …, blabla … Das nehme ich Ihnen nicht ab. Es steckt etwas ganz anderes dahinter. Sie machen uns etwas vor.«

»Na… nein«, wehrt sich Kuno. »Ich schwöre …«

»Schwören Sie nichts, was nicht der Wahrheit entspricht«, mahnt der Polizist. »Gott straft Lügen mit gerechter und harter Hand.«

»Aber das ist die Wa…«

»Der Ring«, wirft Pedro in die Runde. »Der geht mir nicht mehr aus dem Kopf. Den hatten *Sie* bei sich, *Senhor* … äh … Kuh … no«, ahmt er Inekes Aussprache nach. »Ihr Geruch war daran, *Senhor*. Der Hund hat Sie anhand dessen gefunden. Wieso war Ihr Geruch am Ring Lot Köhlers? Und wieso fehlt dieses …, dieses … äh …«

»Fossil?«, ergänze ich flüsternd.

Kuno schluckt. Ich glaube, ihn murmeln zu hören: »Dieser verdammte Suchhund.« Und hoffe, dass Sérgio es nicht vernommen beziehungsweise Pedro nicht für ihn übersetzt hat.

»Ja. Ist gut. Ja! Ihr habt mich! Okay. Also die ganze Wahrheit.« Er stöhnt. »Ich habe den Ring schon lange. Seit dem Unfall Ende April. Er war im Unfallwagen. Wissen Sie«, er wendet sich an Pedro, »ich habe eine Autowerkstatt. Der Wagen vom Lipsner, der Unfallwagen – ich habe ihn abschleppen lassen und repariert. Ja, mir ist jeder Auftrag recht! Ich bin eben so. Ein geldgeiles Arschloch«, antwortet er auf einen vorwurfsvollen Blick von Ineke. »Und dabei habe ich den Ring gefunden. Das heißt, zumindest den metallenen Teil davon. Wo das Fossil ist, weiß ich nicht.«

Er nickt zum Beutelchen in Sérgios Hand, in dem die Überreste von Lots Ehering stecken. »Der Ring klemmte im Kühlergrill, und … jaaa! Ich dachte, vielleicht sei er die Lösung.«

»Ich verstehe nicht: Was für eine Lösung? Wofür?« Ineke fragt laut, was ich nur gedacht habe.

Kuno räuspert sich. »Ich fange lieber anders herum an, sonst versteht ihr mich nicht. Also …, in meiner Autowerkstatt läuft es nicht gut. Ehrlich gesagt: Es läuft grottenschlecht, und wenn nicht bald ein Wunder geschieht, muss ich Insolvenz anmelden.«

»Insolvenz? Du sagtest, du müssest Tag und Nacht arbeiten, weil du so viele Terminaufträge hast.« Inekes Stimme klingt nicht mehr bloß abgehackt und weinerlich, sondern wie unter großen Schmerzen. »Warum habe ich davon nichts mitgekriegt? Wie kannst du mir so etwas verheimlichen?«

»Das Kind … Du sollst dich nicht aufregen, mein Spatz.«

»Aber …«

»Bitte, setzen Sie sich wieder hin, *Senhora*. Sie müssen sich schonen.« Das ist Pedro, der auf Deutsch auf Ineke einredet. Doch sie lässt sich weder von ihm, noch von ihren unübersehbaren Schmerzen aufhalten und steht wenige schwere Atemstöße später ihrem Mann dicht gegenüber.

»Was hat Lots Ring mit der Werkstatt zu tun?«

»Liebes! Du musst verstehen … ich musste Tag und Nacht herumrechnen, wie ich über die Runden komme.

Ausgerechnet jetzt. Mit dem Baby und so. Ich kann nicht zulassen, dass wir mittellos dastehen, Ineke. Du kannst ja dann erstmal nicht arbeiten. Und sollst es auch nicht. Du sollst ja für unser Kind da sein können. Und ich … ich habe mich hinreißen lassen. Das war alles nicht geplant. Es ist einfach passiert. Und irgendwann konnte ich nicht mehr zurück.«

»Was meinst du?«

»Ich wusste von den Wertpapieren.«

»Von welchen Wertpapieren? Wovon redest du?«

»Von Lots Aktien. Das ganze Geld, das ungenutzt herumliegt.«

»Welches Geld?«, frage nun ich.

»Lot hat Wertpapiere gekauft. Schon länger her. Vor eurer Hochzeit bereits. Er hat mir davon erzählt. Er war ziemlich erfolgreich damit und hat seine Kosten locker wieder eingebracht. Über die Jahre hat er damit ein wahres Vermögen gemacht. Wie sollte es anders sein? Lot hatte ein Händchen für Geld, während ich … Na ja, ich habe die Werkstatt meines Großvaters in den Ruin gewirtschaftet. Lot um Hilfe bitten wollte ich nie. Und jetzt … jetzt ist er tot, und ich … ich habe den Code. Er hat mir davon erzählt. Lot, meine ich.«

»Welchen Code denn?« Ich verstehe gar nichts mehr.

»Na, von eurem Safe. Der Code steht in dem Ring.«

»Welcher Safe? Und in dem Ring steht doch kein Code.«

»Es sind die Buchstaben, die in den Ring eingraviert sind: *Echolot*. Wenn man die Buchstaben aus dem Alphabet zusammensetzt, bekommt man die Zahlenkombination. Für den Buchstaben E die fünf. Drei für das C, acht für das H und so weiter und so fort. Ich wusste das, weil

Lot mir davon erzählt hat und ich den Ring geschmiedet habe. Lot hatte keine Geheimnisse vor mir. Er vertraute mir.«

»So wie ich dir«, murmele ich.

»Ich wusste nicht, wo der Safe war. Aber auch darauf kam ich. *Für immer eins.* Der Zusatz der Gravur. Er musste an einem Ort sein, an dem ihr zwei eins wurdet.«

»Im Liebesnest. Wo Lot mir den Heiratsantrag …«

»Genau. Das *Liebesnest.*« Kuno spricht das Wort so voller Hohn aus, dass ich unwillkürlich wieder meine Hände zu Fäusten balle. »Euer Gartenhäuschen, das Lot extra für eure wilden Liebesnächte gebaut hat. Schon mal den Deckel von der Eckbank hochgehoben? Da drin ist der Safe.«

Ich schüttele mich. »Ich wusste, dass Lot Geld anlegen wollte, für später, für unsere Kinder. Aber ich habe mich nie näher damit befasst. Das war immer Lots Ding.«

»Siehst du?« Kuno wendet sich wieder an Ineke: »Ich dachte, Lots Wertpapiere seien die Rettung! Ich konnte diese Gelegenheit nicht ungenutzt verstreichen lassen. Dass mir die Reparatur des Unfallwagens den Ring beschert und mich dadurch an die Aktien erinnert hat – das war ein Wink des Schicksals. Lot braucht das Geld ja nicht mehr. Er ist tot. *Tot!* Und Carmen? Sie hat einen gut bezahlten Job. Sogar wenn sie den verlieren würde, ihr Papi, der ehemalige Stararchitekt, hat Geld wie Heu. Und das Haus haben sie ja auch noch, und überhaupt: Carmen hat ausgesorgt, wohingegen ich … und du mit dem Baby und so … Ineke! Lot hätte nicht gewollt, dass seine besten Freunde mittellos dastehen. Und deshalb habe ich das alles gemacht. Ich habe einen weißen Frachtwagen gemietet, genauso einen, wie der Lipsner ihn fuhr, und bin ab und zu an Carmen vorbeigefahren. Ich habe ihr die Nachrichten über Lots Handy geschickt und …«

»Du … du …« Ich kann es nicht fassen. »In Évora hättest du mich fast überfahren! Und die Aufschrift … Nach allem, was passiert ist – wie konntest du mir das antun?«

»Ich hätte dich nicht überfahren. Das war alles genau einkalkuliert.«

»Einkalkuliert? Du hast sie ja wohl nicht alle! Nicht nur, dass dieses Manöver gewaltig hätte schiefgehen können, wenn ich nicht so schnell auf Seite gesprungen wäre – nein, du hast alles dafür getan, mich in den Wahnsinn zu treiben.«

»Ich habe nur unterstützt, was du selbst angeboten hast. Ich habe nicht damit gerechnet, dass du so austickst und tatsächlich nach Portugal fliegst. Ich wollte, dass du in eine Klinik gehst. Aber du hast mir gesagt, dass du mit Lot Urlaub in Portugal machst, und dann habe ich ebenfalls einen Flug gebucht, einen später als du, und bin dir hinterhergereist. Dort habe ich mir gleich wieder einen weißen Kastenwagen gemietet, um dir folgen zu können.«

»Ich verstehe dich nicht. Das wäre doch der optimale Zeitpunkt für dich gewesen, um diese Scheiß-Aktien aus dem Safe zu holen. Warum bist du mir denn hinterhergereist?«

»Ich hatte Angst um dich. Ein schlechtes Gewissen. Ich wollte verhindern, dass du Dummheiten begehst.«

»Ja, klar.«

»Ich wollte sichergehen, dass du dir nicht wehtust. Ich wollte, dass sich jemand deiner annimmt und in eine Klinik bringt, damit du …«

»Damit ich weggeräumt bin und du dich danach seelenruhig an Lots Geld bedienen kannst?« Ich schüttele den Kopf. »Wer ist hier der Kranke, Kuno? *Du* warst der Pseudo-Lot, stimmt's? Zumindest der in Évora. Den habe ich mir nicht eingebildet. Du hast den Prospekt fallen gelassen, damit ich in die Knochenkapelle gehe, richtig? Du hast Lots Hemd angezogen und so getan, als seist du er.« Ich knurre. »Die Mütze hattest du auf, um deine Haare darunter zu verstecken, stimmt's?«

»Schlaues Mädchen«, entgegnet er, was mich noch wütender macht.

Ich löse mich aus Papas Umarmung. »Du hast den Schlüssel der Aufseherin gestohlen, bist in die Kapelle eingebrochen, hast den Schädel mit meinem Lippenstift vollgeschmiert, den Rotwein verschüttet und den Schlüssel an meinem Bund festgemacht, damit der Einbruch mir angelastet wird.« Ich fuchtele mit meinem Zeigefinger vor seinem Gesicht herum, als wolle ich ihm die Augen ausstechen. »Damit nicht genug. Du hast die Polizei angerufen und den Einbruch gemeldet. Danach hast du dich hierher geflüchtet und seelenruhig abgewartet. Was mit mir passiert, war dir scheißegal.«

»Mooooment!«, protestiert er. »So kannst du das nicht sagen. Ich war immer darum bemüht …«

»Der Plan war genial«, mischt sich Rafael auf Portugiesisch ein. Etwas zeitverzögert kommt die Übersetzung von Pedro. »Er hatte nur drei entscheidende Fehler.«

»Fehler?«, stutzt Kuno. »Drei?«

»Ja. Fehler Nummer eins: das Handy. Warum nutzten Sie ausgerechnet Lot Köhlers Handy, um den Einbruch zu melden?«

Pedros Übersetzung klingt so unterkühlt wie seine Worte an mich in der vergangenen Nacht. Ich bin froh, dass diesmal nicht ich es bin, die seinem stechenden Blick ausgesetzt ist.

Er fügt Rafaels Worten eigene hinzu: »Der Anrufer, der den Einbruch gemeldet hat, sprach gebrochen Portugiesisch. Es klang, als könne er ausschließlich diese Sätze, als habe er sie auswendig gelernt oder lese sie ab. Er reagierte nicht auf meine Nachfragen. Er sprach mit deutschem Akzent. Das kam mir gleich merkwürdig vor. Und deshalb schaltete ich meinen Kollegen ein.«

Rafael übernimmt: »Ich habe die Telefonnummer herausgefunden – und sie als diejenige identifiziert, die Carmen als die ihres Mannes angegeben hat. Da sie in diesem Moment eine Phase hatte, in der sie davon überzeugt war, dass ihr Mann noch lebt, ging sie davon aus, dass es diesen Handyanschluss noch gibt. Es war leichtsinnig, nein, dumm von Ihnen, *Senhor*, das Handy des Toten zu nutzen.«

Kuno schnappt nach Luft. »Ich habe extra die Nummer unterdrückt!«

»Und Sie meinen ernsthaft, dass das für die portugiesische Polizei ein Hindernis darstellt? Bah! Wir konnten das Handy sogar orten.« Rafael grinst so breit, dass er seinen Goldzahn zur Schau stellt.

Ich sehe Kuno an, dass er sich ärgert. »Dieses Scheiß-Handy! Aber ich konnte ja wohl kaum mein eigenes nehmen. Oder Carmens.«

»Hä?« Das bin ich. »Meins ist gestohlen worden!« Ich stocke kurz, denn mir dämmert ein weiteres Detail. »Oder warst das ganz zufällig auch du? Der weiße Wagen stand neben mir auf dem Rastplatz.«

»Mmmh«, macht Kuno daraufhin bloß. »Mmmh.«

»Gestohlen?«, wiederholt Ineke fassungslos. »Du hast Carmens Handy gestohlen?«

»Jaaa! Das Handy ist im Wagen. Das Navi ebenso. Ich wollte bloß, dass Carmen niemanden kontaktieren kann. Und dass sie eben nach Évora fahren muss, damit mein Plan aufgeht.« Er hustet. »Beide Geräte sind einsatzbereit. Ihr könnt die Scheißdinger haben. Ich will sie nicht.«

Inekes Kopfschütteln und böse Blicke bringen ihn zum Schweigen.

»Pfff«, macht Rafael und erinnert Kuno an dessen Frage.

»Ich konnte ja nicht ahnen, dass es irgendjemanden interessieren würde, mit welchem Handy der Einbruch gemeldet worden ist, nachdem man erst einmal das Chaos in der Kapelle entdeckt hat. Scheiße! Carmen sollte die Verdächtige sein, doch nicht derjenige, der den Einbruch meldet! Hätte ich bloß von einer Telefonzelle aus angerufen! Aber ich verstehe trotzdem nicht. Ich habe das Handy direkt nach dem Anruf ausgeschaltet. Woher wussten Sie, dass ich mich hier aufhalte? Ich dachte, man könne Handys nur orten, wenn sie eingeschaltet sind und sich in ein Funknetz einwählen?«

»Das ist richtig, aber ich habe auch überprüft, wo sich das Handy *vor* dem Einbruch aufgehalten hat. Sie waren gestern bereits einige Zeit am Stück in das hiesige Mobilfunknetz eingeloggt. Warum?«

»Weil ich ein sentimentaler Blödmann bin«, knurrt Kuno. »Ich habe nachgeschaut, ob Carmen womöglich wieder Nachrichten an Lot geschrieben hat. Ja, hatte sie. Offenbar ging sie nun davon aus, Lot habe sich während des Urlaubs von ihr getrennt. Völlig absurd, oder?« Er lacht und tippt sich an die Stirn. »Sie hat wohl endlich gecheckt, dass es nichts bringt, einfach weiter so zu tun, als sei er da. Aber statt einzusehen, dass Lot tot ist, erfindet sie lieber eine Trennung während der Fahrt. Daher habe ich ihr geholfen.«

»Ge-hol-fen«, ächze ich und erinnere mich an die furchtbare Textnachricht: *»Ruf mich nicht mehr an und schreib mir nicht. Es ist aus.«* Seitdem habe ich *Lot* nicht mehr erreichen können.

Kunos Gesicht sieht angestrengt aus, als krame er in seinen Erinnerungen. »Danach ist Carmen zur Toilette gegangen. Ich habe sie beobachtet. Als sie weg war, habe ich ihr Handy und ihr Navi gestohlen. Sie war ja selbst schuld! Die Fenster standen offen. Portemonnaie und Handy lagen auf dem Beifahrersitz. Leichtsinn pur! Hätte ich es nicht gemacht, hätten sich bestimmt echte Diebe bedient. Ich habe ihr Handy ausgeschaltet, damit es wie ein echter Diebstahl wirkt, und bin losgefahren und … in der Hektik habe ich völlig vergessen, Lots Handy auszuschalten. Das habe ich leider erst später am Korkeichenhain bemerkt, als es klingelte. Carmen muss von der Tankstelle aus versucht haben, Lot zu erreichen. Danach habe ich es natürlich sofort ausgemacht.«

»Dies war Fehler Nummer eins«, fasst Rafael zusammen. »Das Handy.«

»Du spinnst!«, braust Ineke auf. »Carmens Handy und Navi stehlen! Was wäre gewesen, wenn sie sich verfahren oder einen Unfall gehabt hätte? Sie hätte nicht einmal Hilfe herbeiholen können.«

»Nicht nur das. Er hat auch mein Geld geklaut«, ergänze ich.

»Wie bitte?«

»Ineke-Spatz ... Das mit dem Geld machte ich lediglich, damit der Diebstahl echt wirkt, und Carmen hätte sich nicht verfahren. Ich habe die Straßenkarten dagelassen. Carmen ist verwirrt, ja, aber nicht blöd. Es gab nur eine sinnvolle Richtung, und das war Évora, eben die nächste Polizeistation. Außerdem habe ich dafür gesorgt, dass diese Tankstellentussi Carmens Portemonnaie mit den Ausweisen findet.«

»Vorsicht!« Die Warnung kommt von Pedro. »Die *Tankstellentussi* ist Lia, meine Ziehtochter. Ich erbitte einen respektvolleren Ton.«

»Umso besser«, unterstreicht Kuno. »Klar, dass sie dich nach Évora lotsen würde, zur Polizeistation, wo ihr Vater arbeitet.« Er zuckt mit den Schultern, als rede er gerade über das Wetter oder ein anderes banales Thema. »Ich habe nichts dem Zufall überlassen, Carmen. Siehst du? Selbst wenn du dich entschieden hättest, wieder nach Lissabon zurückzufahren, hätte ich dich leicht finden können, denn ich habe deinen Koffer mit einem Sender versehen.«

»Du hast was?«

»Du hast mich richtig verstanden. Ich wollte nicht, dass du verloren gehst. Ich wollte nie, dass dir etwas passiert. Ich wusste immer, wo du bist, zumindest in der Zeit, in der du dein Gepäck bei dir hattest, auch während ich mich hier versteckt hielt, um über das weitere Vorgehen nachzudenken. Ich hätte jederzeit eingreifen können, wenn das Ganze aus dem Ruder gelaufen wäre. Bloß in Évora habe ich dich verloren, weil du dein Auto ohne Koffer verlassen hast.«

»Ich bin zum Blutspenden gegangen, weil ich Hunger hatte und kein Geld, und dort gab es etwas zu essen.«

»Oh, mein Gott! Was musst du verzweifelt gewesen sein!«

Ich spüre wieder Papa hinter mir, und wie ihm das Ganze zusetzt. Fast mehr als mir. Für mich klärt sich nun eins nach dem anderen auf, und das finde ich erstaunlicherweise gut.

»Aber selbst das war kein Problem, weil ich ja wusste, dass du früher oder später zu deinem Gepäck im Auto zurückkehren würdest, zurückkehren musstest, denn du hattest weder Geld noch einen Ort, an dem du kostenfrei hättest übernachten können, außer in dieser Klapperkiste. Ich ahnte, dass du keine fremde Hilfe annehmen würdest. So tickst du eben. Soweit kenne ich dich. Und ich sollte recht behalten. Ehrlich gesagt, passte es mir ganz gut in den Kram, dass du im Halteverbot geparkt hast und dein Wagen festgekrallt worden ist. So wusste ich, du konntest nicht weg, und ich konnte mit meinem Plan fortfahren.« Kuno richtet sich an Rafael. »Sie sagten, ich hätte *drei* Fehler begangen …«

»Ja. Der zweite war der Ring. Bússola konnte Sie anhand Ihres Geruchs daran finden. Und Fehler Nummer drei: dieser Ort hier. Sie hatten erreicht, was Sie wollten: Carmen war im Gefängnis. Sie war die Hauptverdächtige. Sie hätten einfach abhauen können. Warum sind Sie hier?«

»Weil mein Flug erst morgen geht. Ich dachte, hier, zwischen den Korkeichen, würde mich niemand vermuten. Und zufällig finden auch nicht. Von Carmen wusste ich nämlich, dass man den Bäumen ansehen kann, wann zuletzt geerntet wurde.«

Ich erinnere mich. Ja, darüber haben wir geredet. Mit Lot zusammen. Noch bevor wir den Urlaub überhaupt gebucht hatten. Im Anschluss an eine von Inekes Portugiesisch-Unterrichtsstunden.

»Die Ziffern auf den Stämmen kennzeichnen das Jahr, in dem sie geschält wurden. Diese hier sind erst letztes Jahr abgeerntet worden. Daher konnte ich sicher sein, dass heuer niemand kommen würde. Denn für gewöhnlich werden die Korkeichen hier nur alle zehn Jahre gehäutet. Der Ort war ideal. Fernab normaler Straßen. Weit genug weg von den Touristen. Niemand vermutet mich in Portugal. Zudem hielt mich meine Frau dauernd per WhatsApp auf dem Laufenden. Ich wusste folglich genau, wo sie sich aufhielt, und konnte vermeiden, ihr über den Weg zu laufen. Und der Schuppen!« Kuno nickt nach hinten. »Nicht gerade gemütlich, aber verlassen und bietet Platz genug. Außerdem stand die Tür offen. Das war wie eine Einladung für mich und …«

»Ich fass es nicht!« Ineke taumelt. »Du hast das mit einer Eiseskälte geplant. Ich hätte nie gedacht, dass du zu so etwas imstande wärst. *God!* Was für ein Scheusal habe ich geheiratet!« Sie deutet auf Kuno. »DAS DA ist nicht mein Mann. Wegen Geld …«

»Von dessen Existenz Carmen gar nichts wusste! Geld, das sie nie vermissen würde. Herrgott, Ineke! Ich dachte, wenn die Polizei sie in der Kapelle findet, nachdem sie *Apokalypse* auf ein Knochengesicht geschrieben hat, wird sie ganz sicher in eine Klinik kommen und behandelt werden. Ich wollte doch nicht, dass sie ins Gefängnis muss.«

»Du wolltest, dass sie entmündigt und für unzurechnungsfähig erklärt wird.«

»Nein, ich wollte lediglich, dass sie in die Klinik kommt, damit ihr geholfen …«

»GEHOLFEN? *HOU JE TATER, KUNO, OF IK …*«

»Das Schlimme ist ja nicht, dass ich ins Gefängnis musste.« Als ich meine Stimme nach längerem Schweigen erhebe, verstummen alle anderen. »Oder dass ich beschimpft wurde wegen Dingen, die ich nicht getan habe.«

Pedro fühlt sich wohl angesprochen. »Es tut mir aufrichtig leid, dass ich …«

»Nein, Pedro. Entschuldigen Sie sich nicht. Sie nicht.«

Ich löse mich aus Papas Umarmung und lege dem Polizisten meine Hand auf die Schulter. »Sie haben überhaupt nichts falsch gemacht. Im Gegenteil: Wenn Sie und Rafael nicht so hartnäckig gewesen und jeder Spur nachgegangen wären, hätte Kuno mit seinem Plan Erfolg gehabt. Der da …« Ich schreite zu Kuno hinüber und spüre alle Blicke auf mich gerichtet. »Er hat dafür gesorgt, dass ich glaubte, ich hätte das wirklich gemacht. Ja, ich überlegte tatsächlich, ob ich den Ring vielleicht schon die ganze Zeit bei mir gehabt hatte. Ich fürchtete, ich hätte ihn vielleicht selbst in die Augenhöhle des Knochenschädels gestopft, dachte, ich hätte wirklich *Apokalypse* auf den Totenkopf geschrieben. Mit meinem Lippenstift! Wie krank ist denn das?« Jetzt bin ich es, die sich an die Stirn tippt. »Wer macht so etwas? Ich dachte, wenn so viel gegen mich spricht: der Schlüssel an meinem Bund, mein Lippenstift als Tatwerkzeug, mein Kaugummipapier, in das der Ring eingewickelt war, und alles andere …, dann hat die Polizei wohl recht, und ich *habe* das alles getan. *Warum weiß ich nichts davon?* Ich grübelte. Ich marterte mich. Die ganze Nacht lang stellte ich mir Szenarien vor, in denen ich den Lippenstift in der Hand halte oder der Museumsaufseherin den Schlüssel aus dem Korb entwende. Waren diese Bilder echt oder nur in meiner Vorstellung? Ich wusste es nicht mehr. Ich konnte nicht unterscheiden zwischen Wahrheit und Einbildung. Ich war total durcheinander. Am Ende. Und alleine. Und ich hatte Angst. Kuno, ich hatte so eine Angst! Kannst du dir das vorstellen? Das war das Allerschlimmste. Ich hatte Angst vor dem, was in meinem Gehirn vor sich geht. Angst vor mir, weil ich Dinge tue, an die ich mich hinterher nicht mehr erinnern kann. Richtige, panische Angst! Denn wem kann man trauen, wenn nicht einmal sich selbst?«

»Mir kannst du trauen«, murmelt Papa und streichelt meinen Nacken. »Und Ineke.«

Ich stelle kurz Blickkontakt zu beiden her und weiß, dass es stimmt, dass ich mich auf sie beide voll und ganz verlassen kann.

»Du hast unsere beste Freundin kaputtmachen wollen, Kuno«, krächzt Ineke. »Reicht es denn nicht, dass sie ihren Mann verloren hat? Muss sie auch noch ihren Verstand verlieren? Was hast du dir dabei gedacht?«

»Ich habe an uns gedacht, Ineke, an die Werkstatt und an unser Baby. Wir brauchen das Geld …«

»Scheiß aufs Geld, verdammt noch mal! DU BIST EIN SCHEUSAL! Und in so jemanden war ich verliebt!« Tränen laufen ihr übers Gesicht. »Sei dir gewiss, Kuno, diese Sache kann ich dir nicht verzeihen. Nie! Ich will sie auch nicht verzeihen. Das war's mit uns! Ich will mit dir nichts mehr zu tun haben! Ich … Oh!« Ineke berührt sich am Oberschenkel. Ihre Hand schimmert feucht. »Die Fruchtblase ist geplatzt! Das Baby! Es kommt! Zu früh!«

Mir wird schlecht, furchtbar heiß und schummrig vor Augen. Ich taumele selbst und taste durch die Luft, um irgendwo Halt zu finden.

Chaos bricht aus.

»*Ambulância!*«

»*Médico!*«

»*Emergência!*«

»*Meu Deus! Uma nascença neste lugar!*«

Die Portugiesen reden wild durcheinander. Ich verstehe gar nichts mehr. Kuno rennt hin und her wie ein aufgescheuchtes Huhn, stets bewacht von Bússola. Ineke schreit, liegt auf dem Boden und schlägt mit ihren Fäusten auf den Erdboden ein, reißt ganze Grasbüschel auf einmal aus. Rafael telefoniert, während Sérgio meiner Freundin den Nacken stützt und Pedro vor ihr kniet, ihr gut zuspricht und einen Atemrhythmus vorgibt, den sie nachzuahmen versucht.

Und Papa macht einen Satz auf mich zu und fängt mich auf, genau in dem Moment, in dem es mir schwarz vor Augen wird und meine ganze Welt in sich zusammenbricht.

Ik blijf je zien [3]

»Oh, was bin ich froh, dass es unseren drei Patientinnen besser geht.« Pedro sitzt neben Inekes Krankenhausbett und hält ihre Hand, während Papa neben meinem sitzt und meine Hand hält. Pedro ist es zu verdanken, dass Ineke und ich im selben Zimmer untergebracht sind.

»Da sagen Sie was, Herr Pereira«, stimmt Papa ihm zu. »Die eine gebärt mitten in der Wildnis einen Monat zu früh.« Er lächelt dem Säugling zu, der sich sachte in Inekes Arm regt. Dann wendet er sich zu mir: »Die andere fällt wegen Hitzschlags um.«

Pedro schüttelt den Kopf. »Carmen hat nichts Vernünftiges zu essen gehabt und auch viel zu wenig getrunken. Mein Fehler. Ich hätte darauf achten …«

»Nein, nein.« Papa widmet ihm einen Blick, in dem sich Dankbarkeit und Anerkennung widerspiegeln. »Machen Sie sich keine Vorwürfe. Wären Sie nicht gewesen …«

»Lassen wir das lästige Sie, ich bin Pedro.«

»Mein Name ist Volker.« Die Vorstellungsrunde geht weiter, bis wir wieder den neuen Erdankömmling bewundern.

»Wer bist *du* denn eigentlich, meine Hübsche?«, flüstert Ineke ihrem Baby ins Ohr, und wir alle müssen grinsen,

3 Ununterbrochen sehe ich dich

trotz der chaotischen Umstände, die nun hinter uns liegen, und all der Fragen, die noch in der Luft hängen.

Inekes Töchterchen hat unser aller Herzen im Sturm erobert und die Probleme erstmal beiseitegeschoben. Es ist winzig klein und zuckersüß, hat riesengroße leuchtende Augen, mit denen es verwundert in die Welt blinzelt, und bereits einen flachsfarbenen Flaum auf dem Kopf. Für ein Frühchen, so die Krankenschwester, sei die Kleine schon recht agil und ein wahres Wunder.

»Ganz die Mama«, kommentiere ich. »Sie sieht dir sehr ähnlich.«

»Findest du?«

Der Säugling räkelt sich, streckt seine Händchen aus, bekommt Inekes Daumen zu fassen und nuckelt daran. Ineke kichert und streichelt mit ihrer freien Hand das Köpfchen der Kleinen.

»Danke, Pedro«, flüstert sie. »Erst Polizist, dann Detektiv und Dolmetscher, anschließend Hebamme …« Sie lächelt den Inspektor mit dem schwarzen Schnauzbart zaghaft an. Noch immer ist sie erschöpft, aber sie schwitzt nicht mehr so sehr und ist wohl einfach bloß froh, dass ihr Töchterchen gesund und munter geboren worden ist. »Sie sind … du bist mein Held, weißt du das?« Sie klopft ihm aufs Knie. »Woher wusstest du, was du tun musst?«

Pedro zuckt mit den Schultern. »Intuition? Zufall? Gottes Hilfe?«

»Tja, leider habe ich jetzt ein Problem.« Die frischgebackene Mama streichelt nacheinander jeden einzelnen Finger der kleinen Baby-Hände.

»Problem? Soll ich einen Arzt holen?« Pedro ist bereits aufgestanden und Richtung Tür geeilt.

»Nein, Quatsch. Nicht so ein Problem.« Ineke lacht. »Ich würde mein Kind liebend gerne nach dem Helden benennen, der es auf die Welt gebracht hat.«

»Oha.« Pedro setzt sich wieder zu ihr. Er wirkt, als wisse er nicht, wohin er schauen soll. So schüchtern kenne ich den Ermittler gar nicht.

Ineke schmunzelt. »Es ist allerdings ein Mädchen. Trotzdem möchte ich, dass du ihm einen Namen gibst. Es ist mein bescheidenes Dankeschön an dich.«

»Oh! Äh …«

»Kleine Bitte: Keinen abgefahrenen portugiesischen Namen, den niemand in Deutschland aussprechen kann …«

»Cara«, kommt es wie aus der Pistole geschossen.

»Cara?«, wiederholt Ineke nachdenklich. »Das ist schön.«

»Ja?« Pedro strahlt. »Es heißt: die Teure, die Wertvolle, aber das weißt du sicher. Du sprichst viel besser Portugiesisch, als ich Deutsch kann. Cara … Meine Schwester hieß so.«

»Hieß. Oh.« Ineke legt den Kopf schief. Einen Moment gehe ich davon aus, sie wolle nachfragen. Sie wendet sich stattdessen mir zu: »Und du, Carmen, bist für den Zweitnamen zuständig. Bestimmt weißt du auch, wieso.«

»Jaja, Zweitnamen.« Ich kann mir ein Kichern nicht verkneifen, welches Papa ein Stöhnen entlockt. »Ich hätte ja sofort Lot gesagt.«

»Weiß ich. Aber das geht genauso wenig wie Pedro.«

»Wie wäre es denn mit Lotta?«, werfe ich ein.

»Cara Lotta. Nein! Das klingt nicht«, protestiert Papa. »Bäh!«

»Aber Echo Carmen klingt, oder was?«, scherze ich.

Er hebt resignierend die Arme. »Okay, ich bin raus! Ich sag keinen Ton mehr.«

»Jaaa!« Inekes Augen leuchten, und sie patscht mit ihrer freien Hand ein paar Mal auf das Nachttischchen zwischen unseren Betten. »Das ist es: Carlotta.« Ineke krault dem Baby den hellen Flaum auf dem Kopf. »Bist du eine Carlotta?«

»Pedros zweiter Vorname ist Carlos«, erinnere ich mich.

»Ha! Ehrlich?«

Pedro nickt. »Na, das ist perfekt, oder?«

»Carlotta?«, probiert mein Papa. »Ja! Das ist in Ordnung. Das klingt.«

»Wolltest du nicht eigentlich schweigen?«, witzele ich.

»Ich hab nix gesagt.«

»Carlotta finde ich echt gut. Carlotta Overweel.« Ineke grinst, während sie den Namen vor sich hersagt. »*Overweldigend!* Ja, das bist du, meine Kleine. Du bist *inderdaad* überwältigend!«

»Overweel? Dein Mädchenname?" Trotz der gelösten Stimmung wird mir ein wenig mulmig zumute. »Willst du wirklich ...?«

Ein Klopfen an der Tür kündigt jemanden an.

»Ja, bitte?«, ruft Ineke erwartungsvoll. Ihr Blick verfinstert sich jedoch, als sie den Neuankömmling erkennt: Kuno. Und auch meinen Körper befällt ein Schütteln, das mit Kälte nichts zu tun hat. In Kunos Begleitung: ein zerknirschter Rafael, der die Arme ausbreitet.

»Er wollte unbedingt ... Er hat etwas zu sagen, das für alle Anwesenden interessant sein könnte. Darf er ...«

Ineke winkt die beiden herein. »Was willst du, Kuno?« Sie drückt Carlotta fest an ihre Brust, als wolle sie das Kind vor ihm beschützen.

Ich bemerke die Traurigkeit in seinem Gesicht, die sich mit Liebe seiner Tochter gegenüber vermischt. Ich weiß genau, dass er das Baby am liebsten selbst gehalten hätte, aber mir ist ebenso klar, dass Ineke das nicht zulassen würde. Hätte ich an ihrer Stelle genauso gemacht.

»Ich habe dir deutlich gesagt, was ich von dir halte und dass du bei mir nicht mehr willkommen bist.«

»Ich weiß. Ich wollte … ähm.« Ein feuchtes Schimmern in seinen Augen bezeugt großes Bedauern und schlechtes Gewissen. »Ich will euch gar nicht lange mit meiner Anwesenheit belästigen. Ich verstehe dich voll und ganz, Ineke. Dein Hass ist berechtigt. Ich hasse mich selbst. Ich bin eigentlich gekommen wegen … wegen *Senhor* Pedro.«

»Wegen mir?«

»Ja. Sie sprechen so gut Deutsch. Wäre es Ihnen möglich …, ich meine …, können Sie eine Anzeige aufnehmen?«

»Ja, sicher kann ich das.«

»Dann würde ich Sie höflich darum bitten, das zu tun. Ich möchte nicht, dass Carmen mich anzeigen muss oder sonst jemand von den hier Anwesenden. Sie alle hatten genug Ärger wegen mir. Deshalb möchte ich mich selbst anzeigen.«

»Die Beweislage und Ihr Geständnis vor unser aller Ohren machen eine Anzeige seitens einer der hier Anwesenden genau genommen überflüssig.« Pedro geht einen Schritt auf Kuno zu. »Es sei denn …«

»Ja.« Kuno schluckt. »Es gibt noch mehr. Der Schuppen zum Beispiel …, entgegen meiner anfänglichen Behauptung stand er nämlich nicht offen. Ich bin eingebrochen. Zudem habe ich falsche Angaben gemacht beim Mieten des

Frachtwagens und …« Er winkt ab. »Wie dem auch sei. Ich muss geradestehen für das, was ich getan habe, und zwar jetzt gleich. Ich will mein Gewissen erleichtern und es einfach hinter mich bringen. Ob ich ins Gefängnis muss oder nicht, ist mir egal. Ich möchte lediglich, dass es meinem Kind und meiner Frau gutgeht. Und Carmen. Ich möchte keine Schwierigkeiten mehr bereiten. Niemandem.«

Pedro atmet tief durch. »Na schön. Dann schlage ich vor, wir fahren zur Polizeiwache.«

»In Ordnung.«

»Und ihr vier kommt zurecht?« Papa, Ineke und ich nicken. Carlotta ist eingeschlafen. »Ihr habt ja meine Handynummer. Carmen, du hast nachher deinen Termin bei … du weißt schon.«

»Beim Psychiater, ja.«

»Ich habe ihm Bescheid gegeben. Er wird in die Klinik kommen.«

»Ist gut.«

»Ach ja, und die Einladung zum Abendessen gilt selbstverständlich immer noch. Wir verschieben es einfach auf später, wenn ihr drei das Krankenhaus verlassen dürft. Lia wird dann auch da sein. Sie möchte dich, Carmen, unbedingt wiedersehen und dich kennenlernen. Und Volker, du kannst natürlich heute Abend zu uns kommen und bei Sérgio übernachten, wenn du das möchtest. Wohingegen Sie, *Senhor* Kuh-no …«, er bedenkt Inekes Mann mit grimmigem Blick, »nun etwas ganz anderes erwartet.«

»Ich weiß.« Kuno senkt bedrückt den Kopf. »Jeder, wie er es verdient. Ich bin bereit.«

»Puh …!« Papa und ich betrachten noch lange die Tür, nachdem Kuno, Rafael und Pedro längst dahinter verschwunden sind.

Ich seufze. »Und du kommst wirklich klar, mit der Trennung?«

»Es tut weh. Sehr sogar.« Ineke schnäuzt sich. »Aber das wird bei dir nicht anders sein, *schattebout*. Ich kann es einfach nicht glauben, dass ich mich so in ihm getäuscht habe. Ich habe diesen Mann wirklich geliebt. Vermutlich tue ich es immer noch. So einfach lässt sich das nicht abstellen. Ich werde lernen müssen, damit klarzukommen. Ich kann mit so jemandem nicht zusammen sein. Vielleicht bin ich irgendwann darüber hinweg, mag sein, aber verzeihen kann ich ihm das nie. Was er dir angetan hat, Carmen, dafür gibt es keine Worte.« Ihre Augen schimmern feucht. »Was soll's? Ich habe euch. Und Carlotta. Das tröstet mich über manches hinweg.«

»Sicher?«

»Sicher weiß ich gerade überhaupt nichts. Und gleichzeitig bin ich so froh, dich wiederzuhaben, Carmen. Ich hatte so eine Angst um dich.«

»Und ich um dich!«

»Und ich um euch!«, mischt sich Papa ein.

»Du alter Knauser meinst, du hast Gefühle?« Ineke boxt ihn scherzhaft in die Seite.

»Oh«, mache ich. So hat bisher noch niemand mit meinem Vater geredet. Wie wird er darauf reagieren?

»Und ob ich Gefühle habe!« Papa grinst ungewohnt breit. »Vor allem habe ich einen Riesenhunger! Ich hoffe, dieser Sérgio kann kochen. Was gibt es denn?«

»Er wollte *Bacalhau* machen«, weiß ich.

»Was soll das denn sein? Ach, egal. Hauptsache, es schmeckt.«

»Du wirst es lieben.« Ich streichle Papas Knie. »Das ist eine portugiesische Spezialität. Sehr lecker, und soweit ich weiß, magst du Fisch.« Nachdem keiner von beiden etwas sagt, füge ich an: »Ich danke euch, dass ihr gekommen seid, um mich zu retten. Ich weiß nicht, was ich ohne euch täte. Das alles … Oh!« Ich wische mir eine Träne aus den Augen und lenke schnell ab: »Dass ihr beide gemeinsam hierhergekommen seid – was für eine Kombination! Gell, das hättet ihr nicht gedacht? Urlaub in Portugal.«

»Du meinst wohl eher *Krimi* und *Entbindung* in Portugal. Da fällt mir ein, du hast dein Versprechen mir gegenüber gebrochen, Mevrouw Overweel!« Ganz nüchtern kommt das Papa über die Lippen. Wohl die Retourkutsche für den *alten Knauser*.

»Ich habe was?« Ineke hebt verwundert ihre Brauen.

»Du hast mir versprochen, nicht in Portugal zu gebären.«

»Mooooment! Ich habe …«

»Widersprich mir nicht! Hoch und heilig hast du mir das geschworen! In Anwesenheit der steinernen Zeugen der *Cromlechs von Almendres!*«

»Tsss.« Ich schüttele den Kopf. »Ich glaube, ich bin nicht die Einzige, der die Hitze zu Kopf gestiegen ist.«

Keiner von beiden geht auf meinen Kommentar ein.

»*Pas mal op*, Volker!« Ineke fuchtelt scherzhaft mit ihrem Zeigefinger vor seinem Gesicht herum. »Du hast mir nicht gut zugehört. Ich sagte, ich würde nicht in Portugal gebären, weil ich wollte, dass mein Mann bei der Geburt dabei ist. Er war ja dabei. Folglich habe ich mein Versprechen eben nicht gebrochen. Zumindest nicht komplett.«

»Oh Mann!«, ächze ich. »Das nennt man Galgenhumor.«

»Na ja. Wenigstens steht Kuno gerade für den Mist, den er verbockt hat«, kommt Ineke auf ein anderes Thema zurück. »Ich weiß trotzdem nicht, ob ich ihm je wieder in die Augen sehen mag.«

Ich habe Angst davor, dass die Stimmung erneut kippen wird. Es ist doch gerade so schön.

Aber Inekes Gesicht hellt sich überraschend auf. »Wobei ich absolut nichts dagegen hätte, diesen schmucken Polizisten öfter zu treffen.«

»Na, sag mal!«, kommt es gleichzeitig von Papa und mir.

»Dieser Pedro Carlos Nuno dos Santos Pereira …, haha! Auf den ersten Blick wirkt er wie ein Griesgram, aber er hat sein Herz am rechten Fleck.«

»Oh ja, das hat er.« Ohne zu zögern stimme ich zu. »Wenn er nicht so hartnäckig gewesen wäre …«

»Dann wäre das alles nie aufgeklärt worden.«

»Und Bússola natürlich. Ach herrje! Papa! Für das Treffen, sobald ich hier raus bin: Könntest du mir ein paar Euro leihen? Ich werde dir natürlich alles zurückzahlen, wenn …«

»Ich glaubs ja nicht: Meine Tochter bittet mich um Hilfe? Dass ich das noch erleben darf!«

»Du musst nicht. Ich habe nur überlegt, dass ich einen Knochen oder eine Wurst für Bússola kaufen möchte. Als Belohnung. Hm, wenn du nicht willst, eben nicht. Ich überlege mir was anderes.«

»Herrgott! Liebend gerne gebe ich dir das Geld, meine Kleine. Was denkst du, wie es mich freut, dass du mich um Hilfe bittest. Endlich! Ich bin gerne für dich da, du Dummerchen!«

»Ach so? Na ja, wenn wir gerade dabei sind: Für Sérgio brauchen wir noch was und für Rafael und Pedro natürlich! Der hat sich das allergrößte Geschenk von allen verdient! Oh, und für Lia! Sie hat mir ebenfalls geholfen. Was meint ihr denn, worüber die fünf sich freuen würden?«

Deutschland, 4. September

Drei Wochen später sind Papa, Ineke, Carlotta und ich in Papas Wohnzimmer versammelt. Vor uns auf dem Tisch: dampfender Kaffee beziehungsweise Tee, Kuchen, Kekse – und ein verschlossenes Briefkuvert.

»Bist du bereit?« Papas Gesicht zieren Sorgenfalten.

»Nee«, gebe ich offen zu, »aber ich befürchte, bereiter werde ich nicht. Außerdem seid ihr bei mir. Wovor sollte ich mich noch fürchten?«

Ineke legt mir aufmunternd ihre Rechte aufs Knie, während sie mit der Linken Carlottas Köpfchen streichelt. Die Kleine liegt in ihrem Bettchen und hat einen gesegneten Schlaf. Ab und zu bewegt sie ein Ärmchen oder strampelt mit ihren Beinchen. Im Großen und Ganzen verhält sie sich ruhig.

»Sie ist so ein Engelchen«, beteuert Ineke. »Überhaupt kein Schreibaby, und ihr Lächeln entschädigt mich für so vieles. Ich liebe dieses *schijterke*, seit ich es zum ersten Mal gesehen habe, und Pedro geht es ebenso.«

»Habt ihr denn wieder miteinander telefoniert?«, hake ich nach, dankbar dafür, die Sache mit dem Kuvert noch eine Weile hinausschieben zu können.

»Ja, haben wir. Per Videokonferenz.« Ineke wird rot.

»Uuund?«, frage ich.

»Was und? Er nimmt Online-Sprachunterricht bei mir.«

»Wie bitte?«

»Ja, er möchte Niederländisch lernen. Er findet meine Muttersprache so charmant, und ich muss sagen: Er ist ein echtes Naturtalent.«

»Ja, mit der richtigen Motivation …«, schmunzelt Papa.

»Ja, ehrlich. Wir üben erst seit einer Woche miteinander, und er kann schon nach dem Weg fragen, Essen bestellen und übers Wetter philosophieren. Ende Oktober kommt er übrigens für zwei Wochen, um nach der Kleinen und mir zu sehen.«

Ich grinse zufrieden. Was sich da anbahnt, habe ich innig gehofft, aber eigentlich nicht für möglich gehalten.

Umso schöner, dass Ineke ihr Glück doch noch finden wird, und Pedro auch. Die beiden haben es sowas von verdient, glücklich zu sein!

»Boh!« Ich stöhne, als mir etwas einfällt. Die beiden hätten sich nie kennengelernt, wenn Kuno mich nicht … und wenn ich nicht …

Meine Gedanken driften kurz in unschöne Erinnerungen. Ich muss mich schütteln, um in die Gegenwart zurückzufinden.

Kuno ist von zu Hause ausgezogen. In eine andere Stadt. Und er wird bald seine Haftstrafe antreten. Ich habe Maria, die zweimal die Woche mit mir arbeitet. Ich komme immer besser klar. Papa und Ineke haben mich oft zu unseren Treffen begleitet, und die Selbsthilfegruppe hilft tatsächlich. Die Wertpapiere … Mein Blick wandert kurz zum Schrank, wo der Ordner bereits auf die neue Besitzerin wartet. Die bekommt Ineke nachher, für mein Patenkind. Und irgendwie ahne, nein: weiß ich, dass Lot dies ebenfalls für gut befunden hätte. Lot hat das Geld für unsere eigene kleine Familie angelegt, die es ja nun nicht geben wird. Nie. Aber Carlotta gibt es, und sie gehört definitiv zur Familie dazu. Ihr soll es niemals auch nur an irgendetwas mangeln.

»Nun denn.« Papa reißt mich aus meinen Überlegungen, indem er mir das Kuvert zwischen die Finger schiebt. »Mach's auf.«

Ich schlucke und öffne endlich den Briefumschlag, den Lipsner meinem Papa gegeben hat, weil ich ihn nicht habe annehmen wollen. Das war inzwischen vier Monate her.

Ich ziehe eine Beileidskarte hervor. »Ich habs gewusst!«

Kurz überfliege ich die Zeilen. »Es tut mir leid ... blabla ... Lassen Sie es mich wissen, wenn Sie etwas brauchen ... blabla ... Ich möchte mich gerne an der Grabpflege beteiligen ... blabla ... Hoffentlich ... und bitte ... und Anteilnahme ... blabla ... ich wollte nie ..., und so weiter und so fort.«

Meine Stimme bricht, und Papa nimmt mir die Karte ab, um sie selbst durchzulesen. »Oh!« Während er sie in den Umschlag zurückzustecken versucht, fällt ihm etwas auf. »Da drin ist noch etwas anderes.«

»Was denn?« Erwartungsvoll schaue ich Papa ins Gesicht und zucke zusammen. Er hat Tränen in den Augen, seine Lippen beben.

»Ich ... äh ..., kann jetzt nicht. Mach du.« Er reicht Ineke den Umschlag.

»Oh!«, kommt daraufhin auch von ihr, und fast erwarte ich, ebenfalls Tränen bei ihr zu sehen, doch ihre Mundwinkel zucken. Sie scheint unschlüssig, ob sie sich über den Gegenstand in dem Brief freuen darf oder nicht.

»Was ist denn nun da drin?«, bohre ich nach.

Ineke zieht ein Stück Natur-Tonpapier hervor, das kunstvoll zu einer kleinen flachen Schachtel gefaltet ist. Sie ist mit Prägungen verziert, geschmackvolle Blumenranken, und sie ist offen, weil Papa sie aufgemacht hat. Aber noch sehe ich den Inhalt nicht.

»Das ist hübsch«, flüstere ich mit einem Kloß im Hals und fahre mit dem Finger an einer der Ranken entlang.

»*Kijk!*« Ineke hebt ihre Augenbrauen. »Was drin ist, ist noch hübscher.«

»Was sollte mir schon gefallen, was der Lipsner – oh!« Aus der Schachtel kullert mir ein Steinchen entgegen. Nicht irgendeines. Nein: »Der Ehemnit!«

Mit meiner Beherrschung ist es vorbei. Tränen der Rührung rinnen mir über die Wangen, meine Schultern beben. Ich lasse mich zurück in die Couch fallen, ziehe die Halskette mit meinem Ehering unter meiner Bluse hervor und lege Lots Versteinerung darauf, als würden sich die beiden Fossilien küssen.

»Für immer eins«, murmele ich, schließe meine Faust darum und drücke sie fest an meine Brust. »Jetzt seid ihr wieder vereint.«

»Oooch, mijn lieve schat! Komm her!«

»Carmen, Töchterchen, wenn du willst, können wir den Ammoniten in den Ring zurückstecken, wo er hingehört.«

»Ja. Bitte.«

»Wo der Lipsner ihn wohl herhat?«, fragt Ineke. »Es ist ja gerade so, als habe *Lot* dafür gesorgt, dass ihr beide ins Gespräch kommt, um euren Frieden zu …« Sie bricht ab.

Vielleicht habe ich ein komisches Gesicht gemacht, denn genau dasselbe habe ich auch im Sinn, aber aufgrund meiner Vorgeschichte nicht zu Ende zu denken gewagt.

An diesem Abend liegen wir uns lange in den Armen und weinen viel.

»Weißt du noch, wie Lot den Stein genannt hat?«, schnieft Ineke, als wir nicht mehr weinen können.

»Ja, jahaha«, lache ich unter Tränen. »Bellonit hat er ihn genannt.«

»Bellonit. Hahoho.« Papas Lachen hört sich eher nach einem Hustenanfall an.

Einige Stunden später, wir sitzen immer noch zusammen und betrachten Fotos von Lot und mir, fasse ich einen wichtigen Entschluss: »Ich werde den Lipsner anrufen. Ja. Ich werde ihn treffen und mit ihm reden. Für ihn muss das alles auch furchtbar gewesen sein.«

»*Nou*, willst du wirklich …?«

»Ja. Ich muss mich bei ihm für den Belloniten bedanken.«

»Das ist wohl wichtig, um mit dem Ganzen, äh …« Papa traut sich nicht, den Satz zu vollenden.

»Sag ruhig, was du denkst«, ermuntere ich ihn. »Meintest du: abzuschließen?«

»Äh …«

»Es ist okay, Papa.« Ich streichle seine Schulter. »Abschließen werde ich wohl niemals können. Das will ich auch nicht. Ich werde immer an Lot denken. Ich sehe ihn beinahe jede Nacht aufs Neue meine Träume durchqueren. Und das ist in Ordnung, sagt Maria. Das hat nichts mit meinen Psychosen zu tun. Ja, es tut nach wie vor weh. Vielleicht lässt der Schmerz irgendwann nach. Kann sein, ich weiß es nicht. Das weißt du viel besser als ich, Papa. Aber was ich jetzt schon weiß, ist: Ich hatte den wundervollsten Mann, den ich mir je hätte wünschen können, und selbst wenn es viel zu kurz war mit ihm … Diese Jahre waren die beste Zeit meines Lebens, und ich bin unendlich dankbar, dass ich sie erleben durfte.«

Später, beim Aufräumen entdeckt Papa etwas. »In der Schachtel steckt ein Zettel!« Er reicht mir eine handschriftliche Notiz, und nach kurzem Zögern lese ich sie:

Diese Versteinerung fand ich auf der Treppe vor meiner Haustür. Am Tag DANACH.

Ich weiß genau, welchen Tag Lipsner meint, und schlucke schwer, bevor ich weiterlese:

Ich weiß nicht, wie sie dorthin gekommen ist. Löste sie sich aus dem Profil meiner Schuhe? Hat sie jemand dorthin gelegt? Ich weiß nur, dass Sie so eine ähnliche um Ihren Hals tragen, Frau Köhler. Und das Kreuz auf dem Grab ziert ebenfalls so ein schönes spiralförmiges Schneckenhaus. Sicher hat es für Sie eine besondere Bedeutung.
»Die Spirale ist das Symbol des Lebens und des Todes«, sagte einst Friedensreich Hundertwasser. Ich gehe sogar noch einen Schritt weiter und sage:

Die Spirale ist das Symbol der Ewigkeit. Die Spirale windet sich von innen nach außen. Sie können sich ihre Windungen bis in den Makrokosmos vorstellen, in die Weiten des Alls und darüber hinaus. Und sie windet sich von außen nach innen, immer kleiner werdend, bis in den Mikrokosmos hinein, der Menschenaugen verborgen bleibt, ins kleinste Atom und seine Bestandteile. Ganz egal, in welche Richtung Sie weiterdenken, Frau Köhler: Die Spirale ist ein Kreis, der sich niemals schließt. Ein Kreis, der kein Ende hat. Genauso wie die Erinnerung eines liebenden Menschen an das Leben eines geliebten Menschen kein Ende findet.

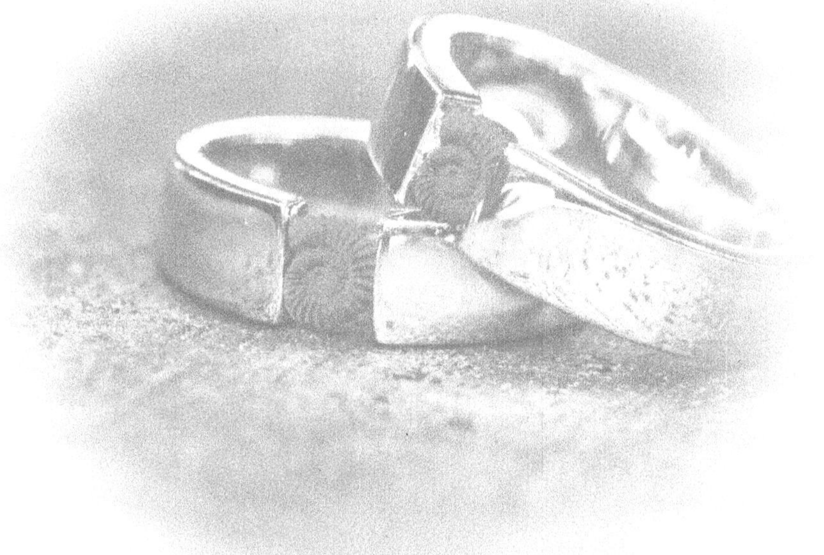

POESIA V

Voorzichtig pluk ik
iedere tastbare herinnering aan jou.
Ik voeg ze bijeen
tot een stralend boeket.

Stil hang ik het te drogen
zodat de pracht
van deze bloemen
gespaard blijft voor een lange tijd.

Het zal nog jaren duren
voordat de eerste blaadjes vallen
als ik het stof verwijderen moet
van onze liefste uren.

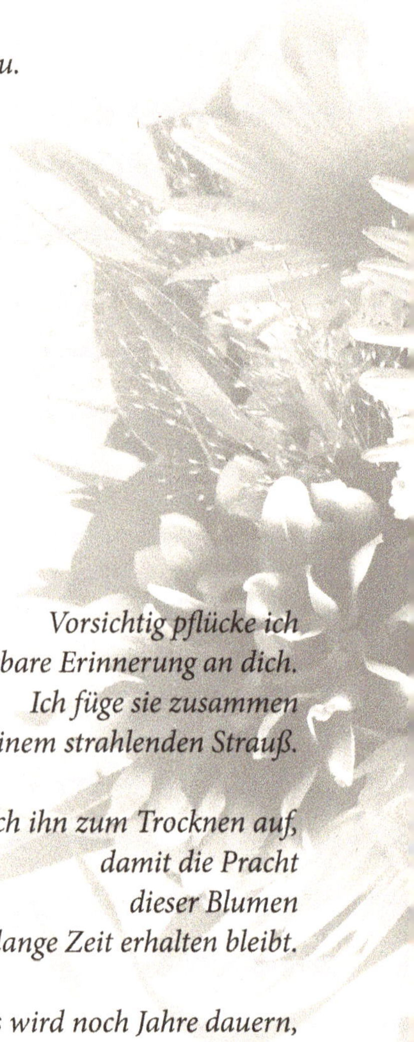

Vorsichtig pflücke ich
jede spürbare Erinnerung an dich.
Ich füge sie zusammen
zu einem strahlenden Strauß.

Still hänge ich ihn zum Trocknen auf,
damit die Pracht
dieser Blumen
für lange Zeit erhalten bleibt.

Es wird noch Jahre dauern,
bevor die ersten Blättchen fallen,
wenn ich den Staub entfernen muss
von unseren zärtlichsten Stunden.

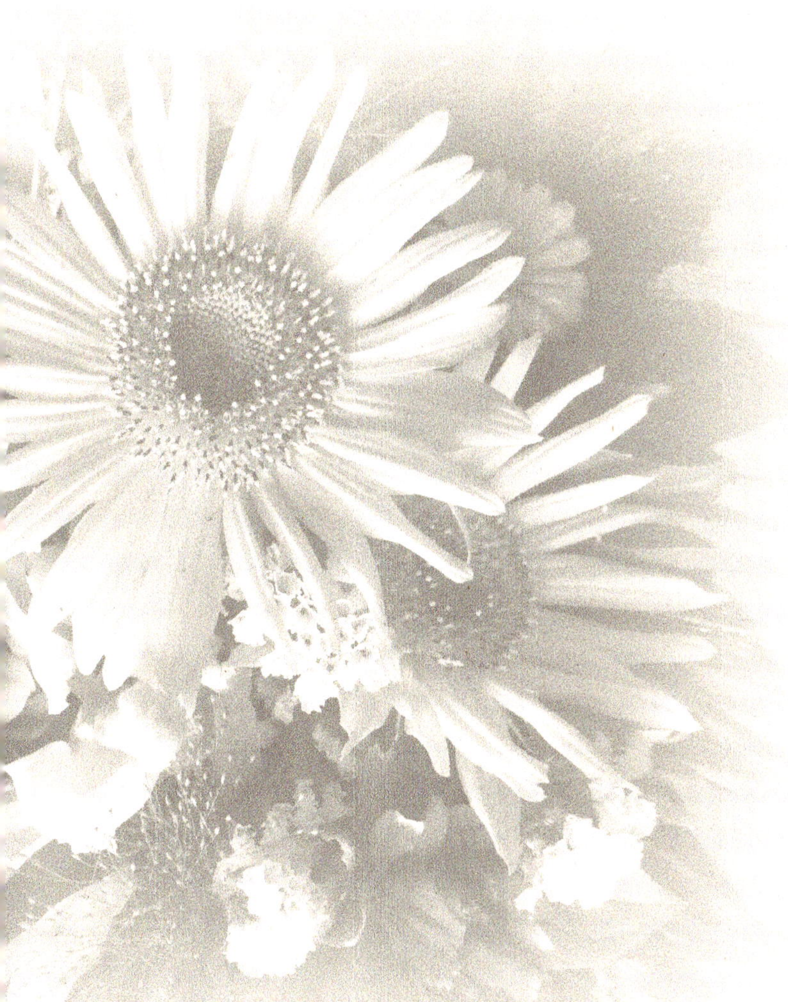

Die Autorin

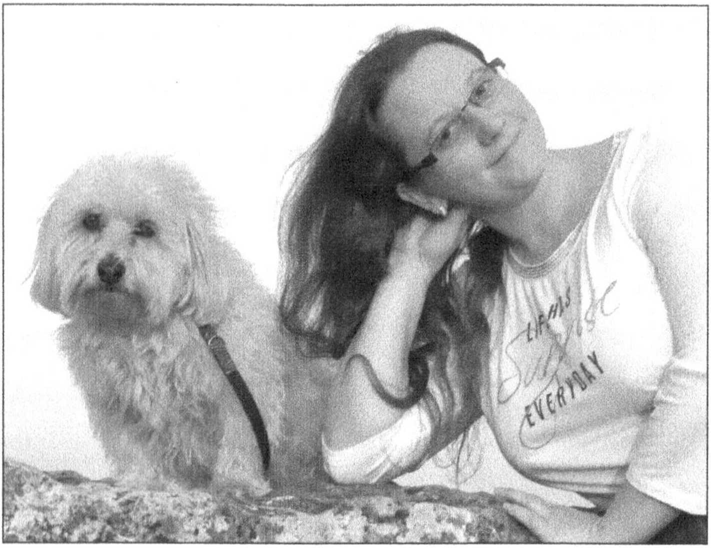

Fotograf: Helmut Geßlein

Daniela Gesslein wurde 1981 in Oberfranken geboren, wo sie auch heute noch lebt. Sie arbeitet im Hauptberuf als Fremdsprachenkorrespondentin und Exportleiterin.

In ihrer Freizeit liest und schreibt sie gerne. Am meisten liegt ihr Fantasy, gemixt mit ein bisschen Historie, Mythologie, Humor und Romantik.

Wenn dir der Roman gefallen hat, würde ich mich über Rückmeldungen in Form einer Rezension auf Amazon oder einem der anderen Buchanbieter freuen. Kritische Kommentare sind erwünscht, gerne auch per Email (kontakt@feuertanz-verlag.de), denn sie helfen herauszufinden, was ich in diesem oder folgenden Büchern verbessern kann. Von daher hoffentlich bis bald!

Die Poetin

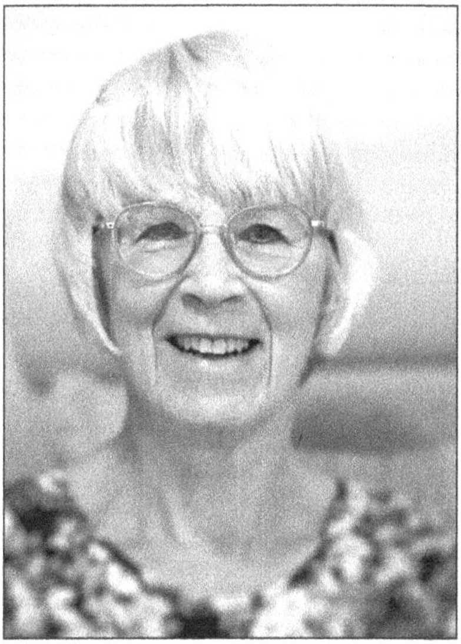

Fotograf: Christian Göller

Willemina Preiß, 1953 im Sommer in Holland geboren, lebt und lacht seit 2003 in Coburg. Seit 2017 ist sie eingebürgert. Sie absolvierte Fernkurse (Prosa und Lyrik), schreibt Kurzgeschichten und Gedichte über Begegnungen und Erlebnisse im täglichen Leben.

Personenregister

Annette	Carmens Nachbarin
Cara	Pedros Schwester
Carmen	Lots Frau, Historikerin
Ineke	Carmens beste Freundin, Dolmetscherin
Isabela	Polizeianwärterin
Joachim	Polizist
Johanna	Nachbarstocher
Jonas	Carmens Nachbar
Kuno	Lots Trauzeuge und bester Freund
Lia	Pedros Tochter
Lot	Carmens Mann, Buchhalter in einer Bank
Maria	Therapeutin
Pedro	Rafaels Kollege
Rafael	Polizist in Évora, Sérgios Bruder
Richard	Nachbarssohn
Sérgio	Rentner
Volker	Carmens Vater

Danksagung

»Schreib doch mal was ohne Fantasy«, schlug meine Freundin Willemina Preiß vor. »Du kannst so gut Gefühle darstellen. Schreib einen Liebesroman!«

Na schön, dachte ich, wenn du meinst …

Und ich nahm die Herausforderung an. Danke, Wil!

Erst war ECHOLOST ein Experiment, eine Hausaufgabe, die mir meine Freundin gab. Ich hatte lediglich die Anfangsszene im Kopf: ein Ehepaar auf Urlaubsreise in Portugal (ein Land, das ich persönlich sehr schätze); der Ehemann macht überraschend Schluss, und die Ehefrau bleibt ratlos zurück. Gefühlschaos vorprogrammiert.

Genauso wie Carmen hatte ich keine Ahnung, weshalb sich Lot davonmachte, und genauso wie sie tappte ich lange orientierungslos durch die Geschichte, ohne einen Plot zu haben oder eine Gliederung anzufertigen. Ja, nicht einmal Stichpunkte schrieb ich mir auf.

Zwischendurch hatte ich häufig Zweifel. *Ich, und einen Liebesroman schreiben?*

Tatsächlich wusste ich bis etwa zur Hälfte nicht, ob ich das Projekt je zu einem Abschluss bringen würde, überraschte mich jedoch selbst, da ich binnen fünf Monaten damit fertig wurde.

Mein strukturierter Autorenfreund Werner Karl stand mir dabei mit Rat und Tat zur Seite. Danke, Werner, für deine Unterstützung, deine Ratschläge, deine Korrekturen und Ermunterungen!

Zum Glück kann ich immer auf meine Freunde und die Kollegen aus der Coburger Autorengemeinschaft Schreibsand zählen und ihnen Textstellen vorlegen, bei denen ich unsicher bin. Dankeschön an die Schreibsandler!

Zu den beiden bereits Genannten möchte ich diesmal ganz besonders Cornelia Rossberg, Nicole Eick, Heidi Fischer und Renate Wunderer hervorheben. Eure konstruktive Kritik ist sehr wertvoll für mich.

Ein weiteres Dankeschön geht an Ace (das lebende Vorbild für Bússola) und an ihr Frauchen Doris Mahr für beeindruckende Einsichten ins Hundetraining und für die Tipps im Umgang mit meinem eigenen Hund.

Und noch einmal möchte ich Willemina Preiß danken, und zwar für die freundliche Genehmigung, ihre wundervollen Gedichte für ECHOLOST verwenden zu dürfen. Sie sind – meiner Meinung nach – eine wahre Bereicherung.

Wil, du malst mit deinen Worten Emotionen, die beim Lesen unter die Haut gehen.

Mein Dank gilt ferner meiner sehr engagierten Verlegerin, Veronika Aretz. Deine E-Mails erreichten mich nahezu in Lichtgeschwindigkeit. Ja, wirklich! Kaum hatte ich dir eine Frage gestellt – schwups! –, kam schon deine Antwort. Vielen Dank für deine genialen Tipps und deinen unermüdlichen Einsatz. Auf weiterhin gute Zusammenarbeit!

Und zuletzt bedanke ich mich noch bei Ihnen, liebe Leserinnen und Leser und wünsche Ihnen alles Gute!

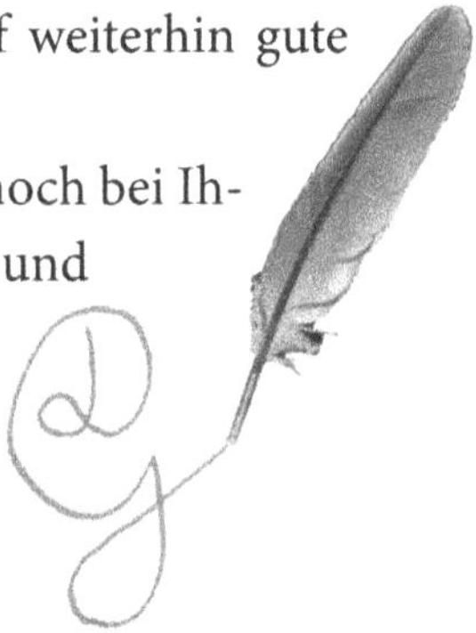

Bibliografie

Fantasy-Romane:

✓ TOLOSSOS (2019), Taschenbuch: ISBN 978-1-797-08174-8; E-Book: ASIN B07P155Q2Y

✓ PROJEKT KELTENTOR (2020), Taschenbuch: ISBN 979-8-642-83276-9; E-Book: ASIN B087ZYD4XP

Kurzgeschichten in folgenden Anthologien:

✓ »Frang'ngold« in: Franken – Kann Spuren von Genuss enthalten, Iatros Verlag (2018), ISBN 978-3-86963-753-2

✓ »Erinnye« in: Im Bann der Seelendämmerung, Arcanum Verlag (2019), ISBN 978-3-939139-24-9

✓ »Der Autor« in: Wortlaut 25. Zeitschrift für Literatur in Franken (2019), keine ISBN

✓ »Nemeton« in: In Samhains Schatten, Arcanum Verlag (2020), ISBN 978-3-939139-23-2

✓ »3020« in: Umbrueche, Roloff Verlag (2021), ISBN 978-3-944758-30-5

✓ »Das Turnier« in: Mein Hund und ich, Papierfresserchens MTM Verlag + Herzsprung Verlag (2021), ISBN 978-3-99051-028-5

✓ »Und so« in: Wortlaut 27. Zeitschrift für Literatur in Franken (2021), keine ISBN

✓ »Anomalie« in: Monster wider Willen! Marburg-Award 2021. Marburger Verein für Phantastik e. V., keine ISBN

✓ »Single Night, Malty Night« in: Single Malt Weihnacht, Baltrum Verlag (2021), ISBN 978-3-754925-95-9

- ✓ »Schwarzes Licht« in: Skurrile Dates. Teil 2, net-Verlag (2022), ISBN 978-3-95720-359-5
- ✓ »Nur ein Schritt«, in: Spuren im Sand. Anthologie der Coburger Autorengemeinschaft Schreibsand, kdp (2022), ISBN 979-8-847525-97-8
- ✓ »Das weiße Lamm«, in: Coburger Friedensbuch 2022 – Auf Frieden bauen, Hrsg.: Evangelisch-Lutherische Kirchengemeinden Meeder und Beuerfeld (2022), keine ISBN
- ✓ »Der magische Kirschbaum« in Sagenhaft, Papierfresserchens MTM Verlag + Herzsprung Verlag (2022), ISBN 978-3-990511-00-8
- ✓ »180 Grad« in Wünsch dich ins Märchen-Wunderland. Märchen für Herz und Seele im Jahresreigen. Band 4, Papierfresserchens MTM Verlag + Herzsprung Verlag (2022), ISBN 978-3-990511-039

Lyrik:

- ✓ »Gehirngewitter« und »Cerebral Tempest« in: ARIEL-ART 4 (December) 2020, https://ariel-art.com/gesslein
- ✓ »Zeit« und »Schreiben«, in: Spuren im Sand. Anthologie der Coburger Autorengemeinschaft Schreibsand, kdp (2022), ISBN 979-8-847525-97-8

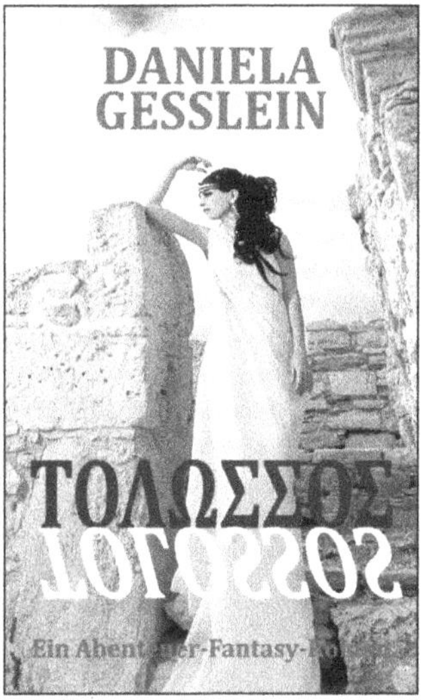

Tolossos erwartet dich …

Dort, wo Gottes Wort die Erde küsst,
grünes Wasser in den Felsen fließt,
die Festung seit Jahrtausenden besteht,
im Verborgenen ein Unrecht geschieht.

Der Athen-Urlaub von Emmy, Lissy, Maria und Alex verläuft anders als geplant. Kaum dort angekommen, wird Emmy von Träumen und Visionen geplagt. Die Ruinen der Stadt erscheinen ihr seltsam vertraut. Dann tauchen plötzlich Zettel mit rätselhaften Botschaften auf. Hat etwa Yunus, ein geheimnisvoller Araber, etwas damit zu tun?

Es beginnt eine abenteuerliche Spurensuche, welche die vier Freunde quer durch Athen führt.

Und tief in die Vergangenheit …

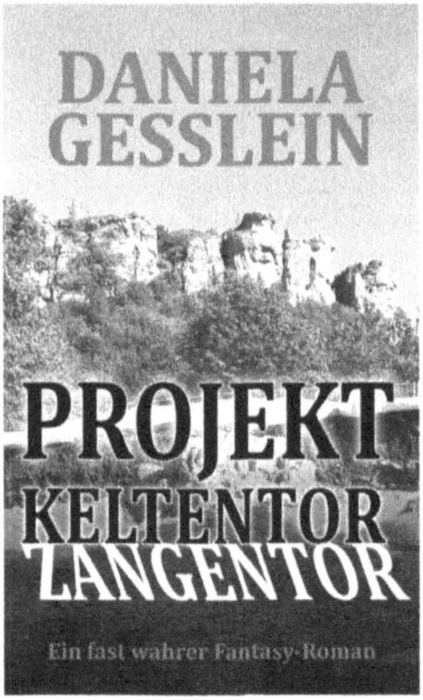

Projekt Keltentor

»Ich brauche Ihre Hilfe, Doktor Schultheiß. Und die Ihres kompletten Teams …«

Bei der Grabung am Zangentor des Staffelbergs stößt eine Gruppe von Archäologen auf einen ungewöhnlichen Hilferuf, der bis in die Eisenzeit zurückdatiert.

Anfangs glauben die Experten noch an einen schlechten Scherz. Doch die Beweise sind erdrückend.

Schnell wird klar: Jemand befindet sich in akuter Gefahr. Und nicht nur dieser Jemand!

Es stünde in ihrer Macht zu helfen.

Vorausgesetzt, sie folgen dem Ruf.

Über die Grenzen der Zeit hinweg.

In eine Welt, in der Realität und Legenden miteinander verschmelzen.